Isabel Haider-Strutz

Hygiene und Infektionslehre

Isabel Haider-Strutz

Hygiene und Infektionslehre

Bakterien, Viren, Pilze und Parasiten

2., überarbeitete und erweiterte Auflage

facultas

Dr.[in] Isabel Haider-Strutz

Medizinstudium in Graz, Ausbildung zur Ärztin für Allgemeinmedizin an der Klinik Favoriten und am Campus Ottakring in Wien. Langjährige Lehrtätigkeit an der Schule für allgemeine Gesundheits- und Krankenpflege an der Klinik Favoriten, FH-Lektorin an der FH Campus Wien.

Eine geschlechtergerechte Schreibweise wird in diesem Buch vorwiegend durch die abwechselnde Verwendung der weiblichen und männlichen Form erzielt. Es sind dabei stets alle Geschlechter gemeint.

Bibliografische Information der Deutschen Nationalbibliothek

Die Deutsche Nationalbibliothek verzeichnet diese Publikation in der Deutschen Nationalbibliografie; detaillierte bibliografische Daten sind im Internet über http://dnb.d-nb.de abrufbar.

2. Auflage 2022

facultas Verlag, 1050 Wien, Österreich

Umschlagbild: © BlackJack3D, istockphoto.com
Satz: Florian Spielauer, Wien
Abbildungen: Marianne Pataki
Lektorat: Laura Hödl, Wien
Druck: Facultas Verlags- und Buchhandels AG
Printed in Austria
ISBN 978-3-7089-2252-2
e-ISBN 978-3-99111-604-2

Inhaltsverzeichnis

Allgemeine und spezielle Mikrobiologie und Parasitologie

1 Einleitung

Die Mikrobiologie ist die Lehre von Kleinstorganismen, die nicht mit freiem Auge sichtbar sind. Bei Eindringen in den menschlichen Körper können sie Infektionskrankheiten und auch Folgeerkrankungen auslösen. Zu diesen Krankheitserregern zählen unterschiedliche Mikroorganismen wie Bakterien, Pilze, Protozoen und mit Einschränkungen die Viren, die keine vollständige Zellstruktur besitzen und daher nicht die Kriterien eines Lebewesens erfüllen.

In diesem Buch werden auch die Prionen behandelt, bei denen es sich nicht um Erreger, sondern um überaus widerstandsfähige pathogene Eiweißmoleküle handelt, die einerseits im Körper selbst entstehen können, aber auch übertragbar sind.

In den folgenden Kapiteln sollen die wichtigsten belebten Krankheitsorganismen, ihre Reaktionen, die sie im menschlichen Körper hervorrufen können, ihre unterschiedlichen Nachweismethoden und die Schutzmechanismen, über die der Organismus gegen sie verfügt, besprochen werden.

Von großem Interesse sind aber auch Makroorganismen wie menschenpathogene Parasiten, die großen Krankheitswert besitzen und deshalb, obwohl sie natürlich nicht Teil der Mikrobiologie sind, in diesem Buch abgehandelt werden.

An den Anfang des Buches wurde neben einigen wichtigen Grundlagen das Kapitel „Das Immunsystem" (siehe Kap. 3) gestellt. Um die Vorgänge im Körper zu verstehen, die durch das Eindringen von Krankheitserregern in den Organismus ausgelöst werden, muss zuerst das Immunsystem des Menschen mit all seinen unterschiedlichen Ebenen erfasst werden. Es ist deshalb empfehlenswert, dieses Kapitel nicht zu überblättern und es der Lektüre der eigentlichen Erregerlehre voranzustellen.

Nach allgemeinen Fakten zu den unterschiedlichen Erregergruppen werden die einzelnen Erreger nach einem systematischen Schema behandelt, wobei auf Übertragungswege, die wichtigsten Krankheitsbilder, Inkubationszeit, Nachweismethoden, etwaige Möglichkeiten der Prophylaxe und auf Therapiemöglichkeiten eingegangen wird.

In Tabellen werden die Erreger zudem übersichtlich geordnet dargestellt.

Besonders gekennzeichnete Merksätze sollen auf wichtige Fakten hinweisen.

Infektionslehre und Abwehrreaktionen des Menschlichen Organismus

2 Grundlagen zur Infektionslehre

2.1 Wichtige Begriffe und statistische Größen

Zu Beginn der Lektüre sollen einige immer wiederkehrende wichtige Begriffe, die mit der Übertragung, der Ausbreitung und der Bekämpfung von Infektionserkrankungen im Zusammenhang stehen, erläutert werden.

Infektion: Eindringen des Erregers in den Organismus und dessen Vermehrung

Infektionskrankheit: eine durch einen Erreger hervorgerufene Erkrankung

Latente Infektion: eine Infektion, bei der der Organismus nicht erkrankt, den Erreger aber auch nicht besiegt – Virulenz des Erregers und Resistenz des befallenen Organismus halten sich die Waage

Manifeste Infektion: eine Infektion, bei der der Organismus erkrankt – die Virulenz des Erregers überwiegt die Resistenz des betroffenen Organismus

Inapperente Infektion: eine Infektion, bei der der Organismus den Erreger, ohne zu erkranken, besiegt – die Resistenz des Organismus überwiegt die Virulenz des Erregers

Stille Feiung: die Bildung von Antikörpern, die durch Kontakt des Organismus mit einem Erreger ausgelöst wurde, ohne dass es zu Symptomen gekommen ist

Endogene Infektion: bei herabgesetzter Immunabwehr oder wenn harmlose körpereigene Erreger ihre natürliche Umgebung verlassen, können auch die Bakterien der Haut- oder der Darmflora Ursache von Infektionen werden

Exogene Infektion: Infektion durch Erreger, die von außen in den Körper eingedrungen sind

Superinfektion: Infektion durch einen zweiten Erreger, die unmittelbar nach einer Erstinfektion auftritt (Beispiel: Haemophilus influenzae Bronchitis nach einer durch Influenzaviren hervorgerufenen Grippe)

Mischinfektion: zeitgleiche Infektion durch unterschiedliche Erreger

Inkubationszeit: die Zeitspanne, die zwischen dem Zeitpunkt der Infektion und dem Auftreten der ersten Symptome liegt

Erregerreservoir: eine ökologische Nische, wie z. B. menschliche, tierische und pflanzliche Organismen oder Biotope (Erde, Gewässer ...), in der sich Krankheitserreger sammeln und vermehren und von der neue Infektionen ausgehen können

Morbidität: Anzahl der Erkrankten pro Bevölkerungskollektiv (meist 100.000 Einwohner und Einwohnerinnen)

Mortalität: Anzahl der an einer Krankheit Verstorbenen pro Bevölkerungskollektiv (meist 100.000 Einwohner und Einwohnerinnen)

Letalität: die Anzahl der Verstorbenen im Verhältnis zu den an einer Krankheit Erkrankten

Virulenz: Aggressivität eines Erregers, Ansteckungsfähigkeit

Resistenz: Widerstandskraft des Organismus gegen schädigende Einflüsse

Kolonisation: Besiedelung der Haut und Schleimhäute mit Mikroorganismen, die keine oder nur geringe Pathogenität aufweisen (körpereigene Flora, Normalflora); bei intakter Haut und Schleimhaut und bei intakter Abwehrlage geht von diesen Erregern keine Gefahr aus

Kommensalismus: das Zusammenleben unterschiedlicher Organismen, bei dem ein Organismus einen Nutzen daraus zieht, ohne den anderen zu schädigen; der Nutznießer wird als „Kommensale" bezeichnet, der andere als „Wirt"

Parasitismus: bei dieser Form des Zusammenlebens unterschiedlicher Organismen profitiert der „Parasit" zu Lasten des „Wirts"; er schädigt ihn

Antigen: Substanzen, meistens Proteine, seltener Kohlenhydrate oder Lipide, an die sich Antikörper binden; Antigene werden vom Körper (als fremd) erkannt und sein Immunsystem kann darauf reagieren

Antikörper: Proteine, die von Plasmazellen gebildet werden und sich an Antigene binden; sie sind die Träger der spezifischen humoralen Abwehr

Immunglobuline: Summe aller Antikörper, sie werden von den Plasmazellen gebildet

Lyse: bedeutet „Auflösen“, in der Mikrobiologie Auflösen von Erregern

Chemotaxis: Anlocken von Abwehrzellen an den Ort der Entzündung durch das Ausschütten von Botenstoffen

Opsonierung (Opsonisierung): „Schmackhaftmachen“ oder Markieren von Mikroorganismen durch Antikörper zum Zwecke der Phagozytose durch Fresszellen

Endotoxine: schädliche Substanzen (Gifte) in der Zellwand gramnegativer Bakterien, die bei Zerfall frei werden; sie können einen Endotoxinschock auslösen, wenn es durch Antibiotikabehandlung zu einem massiven Absterben von Bakterien kommt

Exotoxine: Gifte, die von lebenden Erregern produziert und freigesetzt werden; sie sind bei vielen Erregern die eigentliche pathogene Komponente (Tetanus, Botulismus)

2.2 Übertragungswege von Infektionskrankheiten

Erreger können auf unterschiedlichen Wegen in den menschlichen Organismus eindringen, um dort ihre pathogene Wirkung zu entfalten. Die Erreger können durch direkten Kontakt (Kontaktinfektion) und über Medien wie Luft oder Wasser von Mensch/Tier zum Menschen oder über Vektoren wie Läuse, Flöhe, Milben oder Zecken übertragen werden. Erreger können aber auch von der natürlichen Flora des Menschen stammen, man spricht dann von einer endogenen Infektion.

Formen der Übertragung

- **Aerogene Infektion/Tröpfcheninfektion/Aerosole:** Übertragung „über die Luft"; die Erreger gelangen durch Niesen, Husten oder sogar Sprechen in die Atemwege anderer Menschen. Aerosole sind Gemische aus sehr kleinen Partikeln in der Atemluft; durch die Kleinheit der erregerhaltigen Tröpfchen schweben diese sehr lange in der Luft, was die Ansteckungsgefahr besonders in Innenräumen erhöht.

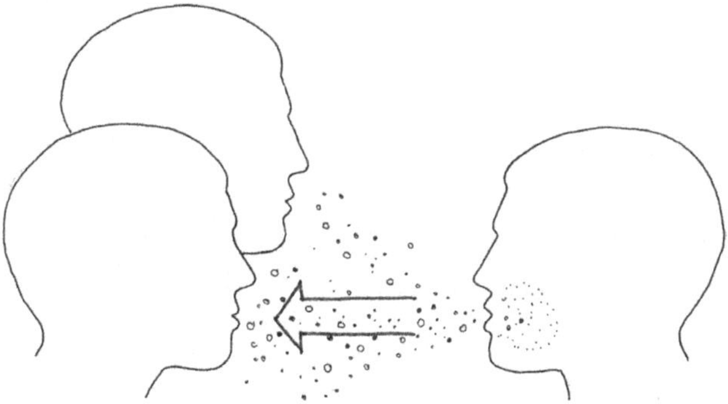

Abbildung 1: Tröpfcheninfektion

- **Schmierinfektion:** Durch Schmierinfektion können Erreger aus dem Stuhl, aber auch Keime aus Eiter oder anderen Körpersekreten andere Menschen infizieren.

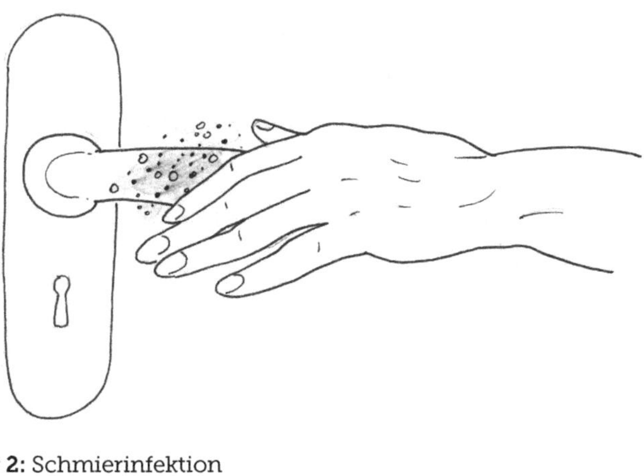

Abbildung 2: Schmierinfektion

- **Fäkal-orale Infektion:** Die Erreger werden durch mit Stuhl verschmutzte Hände oder Gegenstände übertragen und über den Mund aufgenommen.
- **Sexuelle Infektion:** Viele Erreger werden über Schleimhäute beim Geschlechtsverkehr übertragen. Auf diesem Weg werden nicht nur die typischen Geschlechtskrankheiten wie Lues oder Tripper verbreitet, sondern auch andere Krankheiten, wie etwa die Hepatitis B oder Feuchtwarzen. Man spricht von STDs, den „sexually transmitted diseases", also den sexuell übertragbaren Erkrankungen.
- **Parenterale Infektion:** Erreger können über kontaminierte Nadeln oder chirurgische Instrumente direkt in das Blut des Menschen übertragen werden. Diese Übertragungswege spielen vor allem im Drogenmilieu und bei Verletzungen durch gebrauchte Nadeln im Krankenhaus eine große Rolle (parenteral bedeutet wörtlich „am Darm vorbei").

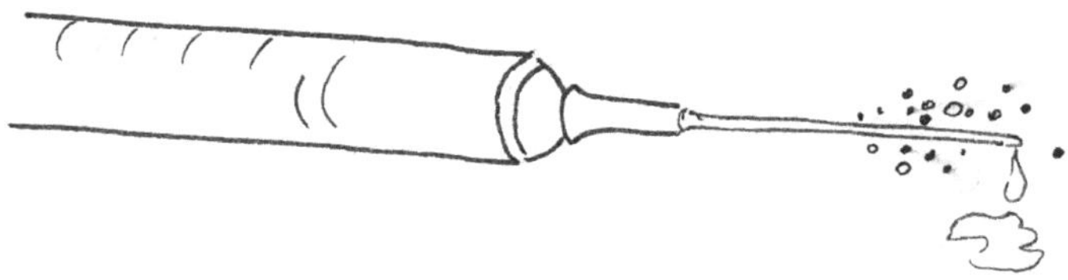

Abbildung 3: Parenterale Infektion

- **Diaplazentare/vertikale Infektion:** Einige Erreger können die Plazentaschranke überwinden und Infektionen des ungeborenen Kindes hervorrufen, was zu schweren Erkrankungen und Entwicklungsstörungen führen kann.
- **Zoonosen:** Übertragung von Infektionskrankheiten zwischen Menschen und Tieren.

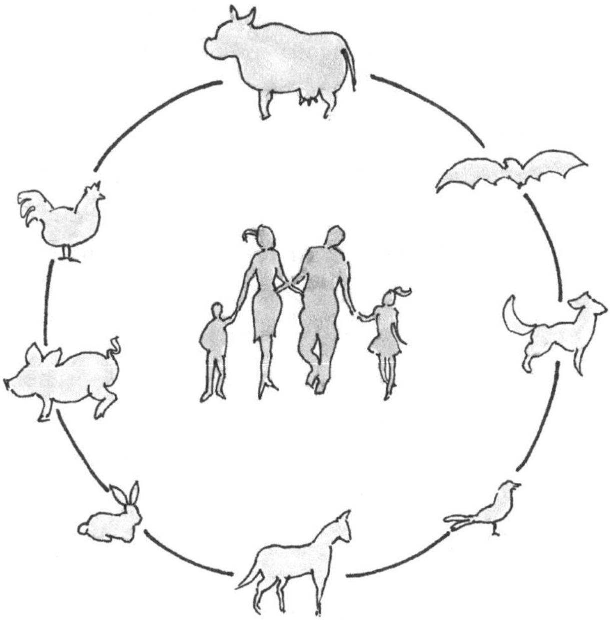

Abbildung 4: Zoonose

- **Opportunistische Infektion:** Infektion durch fakultativ pathogene Erreger.
- **Übertragung durch Vektoren:** Vektoren sind lebende Organismen, die Krankheitserreger von einem Organismus (Mensch oder Tier) auf einen anderen Menschen oder ein Tier übertragen. Der Vektor selbst erkrankt dabei nicht. Zahlreiche Spinnentiere und Insekten können Krankheitserreger durch Biss oder Stich, einige Säugetiere durch Speichel oder Ausscheidungsprodukte wie Urin oder Stuhl, an andere Lebewesen weitergeben. Im Folgenden sind neben einigen wichtigen Vektoren und den Krankheiten, die sie übertragen, auch häufige Hautparasiten (Ektoparasiten) erwähnt.
  - **Zecken** sind Spinnentiere, welche durch ihren Speichel beim Stich eines Menschen sowohl das FSME-Virus als auch Borrelien übertragen können. In unseren Breiten ist vor allem die Schildzecke (gemeiner Holzbock) heimisch.

- **Stechmücken** übertragen, wie vom Namen leicht abzuleiten ist, Krankheitserreger über Stiche, die vornehmlich von weiblichen Stechmücken ausgeführt werden. So überträgt die *Anophelesmücke* die Malaria, verschiedene *Aedesarten (Aedes aegypti – Gelbfiebermücke, Tigermücke)* sind die Überträger des Gelbfieber- und des Dengue-Virus. Zahlreiche Mückenarten, auch die in Mitteleuropa beheimatete gemeine Stechmücke, sind an der Übertragung des West-Nil-Fiebers beteiligt, Tse-Tse-Fliegen übertragen Trypanosomen, welche in Afrika die Schlafkrankheit verursachen.
- **Flöhe** befallen viele Säugetiere und auch den Menschen. Nicht alle sind Vektoren von Infektionskrankheiten, bei allen ist der Biss jedoch Quelle von juckenden Hauteffloreszenzen, die auch zu lokalen Entzündungsreaktionen führen können. Einige Nagetierflöhe, wie der Rattenfloh, übertragen auch durchaus schwere Erkrankungen wie die Pest.
- **Läuse und Wanzen** sind ebenfalls blutsaugende Insekten, übertragen aber in der Regel keine Krankheitserreger. Wanzenbisse zeichnen sich meist durch eine kettenförmige Anordnung juckender Quaddeln aus, Läuse verursachen juckende Stiche am Kopf (Kopflaus); im Genitalbereich und an anderen behaarten Körperstellen (Achsel, Nabelgegend) siedeln sich Filzläuse an, Kleiderläuse können den ganzen Körper betreffen.
- **Grabmilben** leben in der menschlichen Epidermis und verursachen hartnäckige, hoch infektiöse Hautausschläge. Sie sind die Erreger der Skabies (Krätze) und gehören ebenfalls den Spinnentieren an.
- Unter den Nagetieren ist in unseren Breiten vor allem die Rötelmaus hervorzuheben, die über ihre Exkremente das Hantavirus ausscheidet, das beim Menschen ein hämorrhagisches Fieber mit Nierenversagen hervorrufen kann.

3 Das Immunsystem

3.1 Grundlagen des Immunsystems

Der menschliche Organismus besitzt ein ausgeklügeltes Abwehrsystem, um Mikroorganismen wie Bakterien, Viren, Pilzen und einzelligen Parasiten, aber auch mehrzelligen Parasiten wie Würmern oder Egeln entgegentreten zu können. Ein Teil unseres Immunsystems erlernt erst im Laufe des Lebens, Abwehrstoffe gegen eingedrungene Erreger zu bilden; ein anderer Teil schützt uns schon im Mutterleib und in den ersten Wochen nach der Geburt. Angeborene oder erworbene Immundefizite lassen alltägliche Erreger, die für Gesunde kein Erkrankungspotenzial besitzen, oft zu einer lebensbedrohlichen Gefahr werden.

Das menschliche Immunsystem besteht aus unterschiedlichen Ebenen, die hintereinandergeschaltet sind und sich durch komplexe Mechanismen gegenseitig beeinflussen. So unterscheiden wir eine **erste physikalische Abwehrschranke**, eine **angeborene unspezifische Abwehr** und eine **erworbene, spezifische Abwehr**. Die Begriffe Abwehr(system) und Immun(system) werden synonym verwendet.

Eine intakte **erste Abwehrschranke** kann einen Erreger am Eindringen in den menschlichen Organismus hindern und so von vornherein eine Infektion unmöglich machen. Wird diese Schranke aber durchbrochen – sei es, weil sie auf die eine oder andere Art „durchlässig" geworden ist oder wegen der hohen krankmachenden Kompetenz eines Erregers – werden in der Folge zwei hintereinandergeschaltete und dennoch interferierende Abwehrsysteme, die **angeborene** und die **erworbene Immunität**, aktiv. Beide Arten besitzen sowohl einen **zellulären** als auch einen humoralen (stofflichen) Anteil.

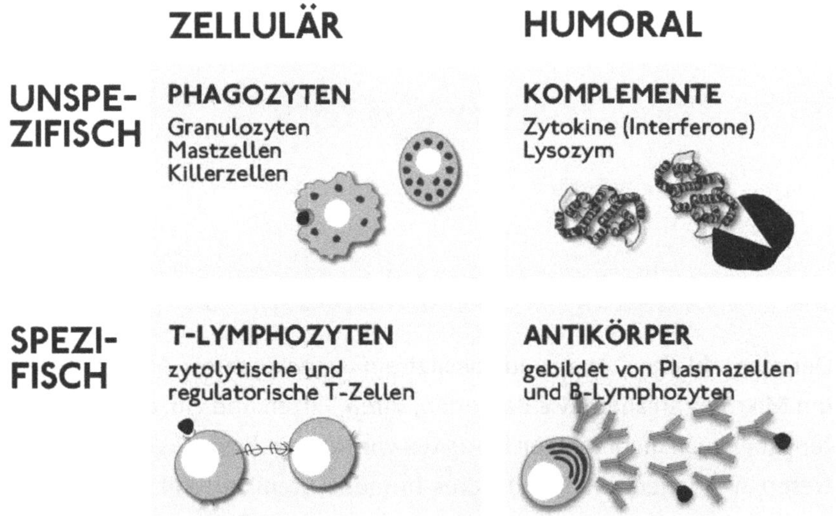

Abbildung 5: Grundlagen der spezifischen und der unspezifischen Abwehr

3.2 Erste Abwehrschranke: physikalische und chemische Abwehrmechanismen

Alle äußeren und inneren Oberflächen des menschlichen Körpers werden von einer mehr oder weniger robusten Epithelschicht nach außen abgeschlossen, die unterschiedlichste Sekrete und Enzyme zum Schutz des Organismus absondert. Die äußere Haut verfügt über mehrschichtig übereinander angeordnete Plattenepithellagen, deren oberste Schicht zusätzlich noch verhornt ist. Zusammen mit dem sogenannten Säureschutzmantel, der aus Sekreten von Talg- und Schweißdrüsen besteht, bildet dieses mehrschichtig verhornte Plattenepithel eine zuverlässige mechanische Barriere gegen das Eindringen von Erregern.

Innere Oberflächen des Verdauungstraktes und der Atemwege sind mit unverhornten hochprismatischen Epithelien ausgekleidet, die nicht die gleichen mechanischen Voraussetzungen bieten wie die äußere Haut. Im Magen erzeugt jedoch die Sekretion von Salzsäure aus den Belegzellen ein Milieu, das die mit der Nahrung aufgenommenen Krankheitserreger weitgehend abtötet; außerdem schützt die physiologische Darmflora vor unerwünschtem Bakterienwachstum. Zusätzlich befördern wellenförmige Bewegungen, die sogenannte Peristaltik, den mit reichlich Fäulnisbakterien versetzten Speisebrei stetig in Richtung Darmausgang. Die durch diesen Vorgang kurz gehaltenen Kontaktzeiten mit der Verdauungsschleimhaut mindern die Infektionsgefahr.

In den Atemwegen transportieren die Flimmerhärchen Schleim, eingeatmete Erreger und Fremdkörper in den Rachen, bevor sie in tiefere Lungenabschnitte gelangen können; so werden Schadstoffe in der Regel verschluckt und in der Folge verdaut.

Als Normalflora werden Bakterien bezeichnet, die physiologisch sowohl auf der Haut als auch auf den Schleimhäuten vorkommen. Diese für Immunkompetente apathogenen Keime verhindern durch Konkurrenz um Nährstoffe die Besiedlung dieser Häute mit pathogenen Erregern. Zur Normalflora werden die Döderleinflora in der Vagina und die physiologischen Darmbakterien (Laktobazillen) gezählt. Werden diese Kulturen etwa durch häufige Antibiotikaeinnahme zerstört, droht die Ausbreitung von potenziell krankmachenden Keimen (Clostridium difficile).

Enzyme, die mit Sekreten ausgeschieden werden, wie die Lysozyme in der Tränenflüssigkeit und Defensine in Epithelzellen, greifen Erreger wiederum direkt an und schützen so den Organismus vor deren Eindringen.

3.3 Angeborene unspezifische Abwehr/Immunität

Die angeborene Abwehr schützt von Anfang an unspezifisch, das heißt nicht selektiv, sondern gegen alle Erreger gleichermaßen. Dieser Anteil des Immunsystems reagiert auch schnell bei Erstkontakt ohne die Bildung von Antikörpern auf jeden (mikrobiellen) Erreger, der in den menschlichen Organismus eingedrungen ist. Wir unterscheiden eine zelluläre und eine humorale bzw. stoffliche Komponente. Zu erwähnen ist, dass das unspezifische Abwehrsystem keine Gedächtnisfunktion besitzt.

3.3.1 Zelluläre unspezifische Abwehr

Die Träger der zellulären angeborenen Immunität sind die neutrophilen, die eosinophilen und die basophilen Granulozyten sowie die Monozyten, die natürlichen Killerzellen und die dendritischen Zellen. Unter ihnen findet man Fresszellen (Phagozyten) und Zellen, die durch Substanzen direkt toxisch auf Eindringlinge wirken oder Entzündungsreaktionen in Gang bringen.

3.3.1.1 Granulozyten

Die polymorphe Zellgruppe der Granulozyten trägt ihren Namen wegen des Vorhandenseins kleiner Körnchen (Granula) in ihrem Zytoplasma, aus denen verschiedene Substanzen freigesetzt werden können, die der Verteidigung gegen Eindringlinge dienen. Die Granulozyten entwickeln sich aus der myeloischen Knochenmarksstammzelle des roten Knochenmarks, sie unterscheiden sich in der Färbbarkeit ihrer Granula und natürlich in ihren Funktionen. Es werden die neutrophilen, die eosinopholen und die basophilen Granulozyten unterschieden.

Neutrophile Granulozyten haben nur blass anfärbbare Granula in ihrem Zytoplasma, die Enzyme zum Abbau von Bakterien enthalten. Neutrophile sind Mikrophagen, das heißt, sie phagozytieren kleine Partikel wie eben Bakterien und „verpacken“ sie in Vakuolen, die mit den Granula verschmelzen, wodurch die Erreger durch die dort enthaltenen Enzyme verdaut werden. Die phagozytierten Bakterien bilden gemeinsam mit nekrotischem Gewebe und den bei diesem Vorgang zugrunde gegangenen Granulozyten den Eiter. Sie sind demnach die typischen Zellen bakterieller Infektionen, sie sind **Eiterbildner**.

Eosinophile Granulozyten imponieren durch ihre großen, leuchtend rot färbbaren Granula, die Toxine zur Abwehr von Parasiten enthalten. Sie greifen eingedrungene Parasiten direkt an und schädigen diese. Zusätzlich sind sie bei allergischen Reaktionen im Blut erhöht (Eosinophilie), sie haben auch geringe phagozytäre Eigenschaften.

Basophile Granulozyten unterscheiden sich im gefärbten Blutausstrich durch ihre blauen Granula, die Histamin und Heparin enthalten. Histamin wirkt gefäßerweiternd und Heparin hemmt die Blutgerinnung, wodurch es zu den typischen Symptomen der Gefäßerweiterung und der Ödembildung bei allergischen Reaktionen vom Soforttyp, wie dem anaphylaktischen Schock, kommt.

3.3.1.2 Monozyten

Die Monozyten sind die größten Abwehrzellen und entstammen ebenfalls der myeloischen Reihe des roten Knochenmarks. Sie sind nur wenige Tage im peripheren Blut anzutreffen, da sie in verschiedene Gewebe auswandern und dort als ortsansässige Makrophagen ihrer Abwehrfunktion nachkommen. So kommen sie etwa in den Lebersinusoiden als Kupffer'sche Sternzellen und in der Lunge als Alveolarmakrophagen vor. Sie phagozytieren auch Antigene, die sie dann als antigenpräsentierende Zellen dem spezifischen Abwehrsystem zuführen.

3.3.1.3 Natürliche Killerzellen

Sie entstammen der lymphatischen Knochenmarkszelle. NK erkennen mit Viren befallene Zellen und bösartig veränderte Körperzellen und leiten die Apoptose dieser Zellen ein.

3.3.1.4 Dendritische Zellen

Dendritische Zellen phagozytieren fremde Antigene und präsentieren diese den Lymphozyten, wodurch eine spezifische Immunreaktion eingeleitet wird. Gemeinsam mit den Monozyten zählt man sie zu den „antigenpräsentierenden Zellen“, die ein wesentliches Verbindungsglied zwischen unspezifischer und spezifischer Immunität darstellen.

3.3.2 Humorale unspezifische Abwehr

Die Funktion der humoralen unspezifischen Immunität unterliegt verschiedenen stofflichen Komponenten in den Körperflüssigkeiten. Sie wirken neben ihrer direkten Abwehrtätigkeit auch modulierend auf andere Schienen der spezifischen und der unspezifischen Abwehr ein. Zur humoralen unspezifischen Abwehr zählen das Komplementsystem, die Lysozyme, die Zytokine, die Interleukine und die Interferone.

Das **Komplementsystem** besteht aus einer Reihe von Proteinen im Plasma, die bei Immunreaktionen kaskadenartig aktiviert werden, wodurch verschiedene Reaktionen wie die Opsonierung (das Schmackhaftmachen von Erregern für Abwehrzellen), die Phagozytose, die Lyse (das Auflösen) von Erregern und die Chemotaxis (das Anlocken von Abwehrzellen an den Entzündungsort) ausgelöst werden. Es greift auch modulierend in das spezifische Abwehrsystem ein.

Akute-Phase-Proteine, wie das C-reaktive Protein (CRP), können bei Entzündungsreaktionen im Blut ansteigen, aber auch absinken. Sie aktivieren das Komplementsystem und bewirken die Opsonierung von Erregern. Das CRP wird als Marker im Verlauf systemischer bakterieller Entzündungen herangezogen.

Interleukine sind Proteine, die in unterschiedlichen Zellen der Immunabwehr gebildet werden. Sie können die Teilung, Ausreifung und Differenzierung von Leukozyten bewirken und die zellgebundene Abwehr modulieren.

Interferone werden von virusbefallenen Zellen gebildet, mit dem Ziel, noch gesunde, nicht befallene Zellen vor dem Virus zu schützen.

3.4 Erworbene spezifische Abwehr/Immunität

Wie das angeborene Abwehrsystem verfügt auch das erworbene Immunsystem über eine zelluläre und eine humorale Komponente. Die beiden Abwehrsysteme unterscheiden sich aber insofern voneinander, als sich die spezifische Abwehr erst im Laufe des Lebens entwickelt und auf Antigen-Antikörper-Reaktionen basiert. Die unterschiedlichen Antikörper richten sich spezifisch nur gegen „ihr" Antigen, so wirken etwa Rötelnantikörper nur gegen Antigene von Rötelnviren und nicht gegen die von Masern- oder Herpesviren; das heißt, sie schützen den Körper auch nur gegen diesen spezifischen Erreger. Außerdem besitzt das spezifische Immunsystem eine Gedächtnisfunktion und reagiert nach Bildung von Antikörpern sehr schnell auf den Erreger. Antikörper werden erst nach einem Erstkontakt mit einem Antigen gebildet und sind dann ab einem zweiten

Kontakt ausreichend wirksam. Diese Bildung von Antikörpern kann durch das Durchmachen einer Infektionskrankheit, durch Impfung oder durch stille Feiung erreicht werden.

Antigene sind Proteine an der Oberfläche von Zellen, die vom Immunsystem erkannt werden können und gegen die Antikörper gebildet werden. Antikörper oder Immunglobuline sind Eiweiße, die von Plasmazellen (weiterentwickelten B-Lymphozyten) gebildet werden.

Die Zellen der erworbenen Immunität sind die Lymphozyten. Diese erfahren eine Prägung, das heißt, sie lernen, körpereigene Antigene von körperfremden zu unterscheiden. Bei falscher Prägung können sich diese Zellen einerseits gegen eigene Körperzellen richten (Autoimmunerkrankungen), andererseits kann es vorkommen, dass Erreger nicht als fremd erkannt werden (Immundefizit) und nicht bekämpft werden. T-Lymphozyten werden im Thymus geprägt, B-Lymphozyten erfahren ihre Prägung im Knochenmark („Bone marrow"). Beide entstammen den lymphoiden Stammzellen des roten Knochenmarks.

Die natürlichen Killerzellen töten vor allem infizierte Zellen ab, auch sie entstammen denselben Knochenmarksstammzellen, werden aber dem angeborenen Immunsystem zugeordnet.

3.4.1 Zelluläre spezifische Immunität

Die Träger der zellulären spezifischen Abwehr sind die T-Lymphozyten, von denen mehrere Arten unterschieden werden: die T-Helferzellen, die T-Suppressorzellen und die zytotoxischen T-Zellen.

T-Helferzellen erkennen die von antigenpräsentierenden Zellen sichtbar gemachten Antigene und beeinflussen andere Abwehrzellen. **T-Suppressorzellen** verhindern überschießende Immunreaktionen und wirken regulatorisch auf das eigene Immunsystem. **Zytotoxische T-Zellen** bekämpfen Viren, intrazelluläre Parasiten und Bakterien, Transplantate und Tumorzellen, indem sie befallene oder veränderte Körperzellen angreifen und zur Apoptose (zum natürlichen Zelltod) bringen.

3.4.2 Humorale spezifische Immunität

Die Träger der humoralen spezifischen Immunität sind die B-Zellen oder vielmehr die Plasmazellen, in die sich B-Zellen nach Antigen-Kontakt umwandeln, um spezifische Antikörper zu bilden. Plasmazellen sind imstande, eine Unzahl von Antikörpern, passend zu dem jeweiligen die Immunreaktion auslösenden Antigen, zu produzieren.

Antikörper sind Immunglobuline, die nach dem Schlüssel-Schloss-Prinzip nur zu „ihrem" Antigen passen. Es werden fünf Gruppen von Antikörpern/Immunglobulinen unterschieden: IgM, IgG, IgA, IgD und IgE:

IgM sind Frühantikörper, IgG sind Spätantikörper, IgA sind sogenannte sekretorische Antikörper, die in Körpersekreten und an Schleimhäuten zu finden sind, IgD befinden sich an der Oberfläche der B-Zellen. IgE-Antikörper treten bei allergischen Reaktionen auf.

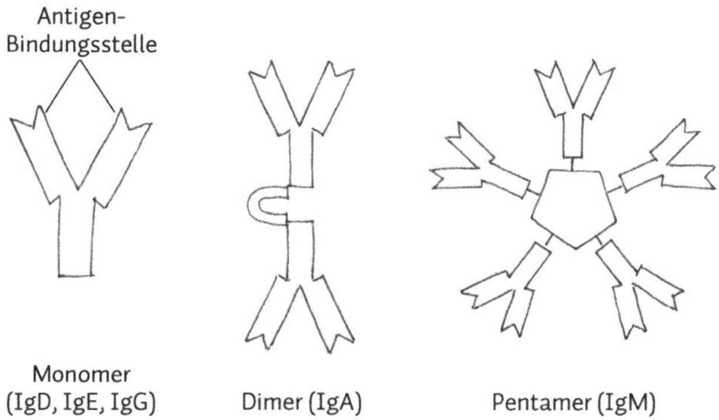

Abbildung 6: Antikörper

IgM-Ak (Frühantikörper) bestehen aus fünf Untereinheiten (5Y-Pentamere), sie sind daher sehr groß und nicht plazentagängig.

IgM ist das erste im Verlauf einer Immunantwort produzierte Immunglobulin; sein Erscheinen im Blut deutet auf eine frische Infektion hin. IgM dienen der Agglutination von Antigenen und wirken auf das Immunsystem, indem sie den klassischen Weg des Komplementsystems aktivieren.

Die Blutgruppenantigene A und B gehören ebenfalls den IgM-Antikörpern an; da sie wegen ihrer Größe die Plazenta nicht durchdringen können, gefährden sie bei unterschiedlichen Blutgruppen von Mutter und Kind das Ungeborene nicht.

IgG-Ak (Spätantikörper) sind für die Dauerimmunität verantwortlich. Sie sind wesentlich kleiner als die IgM-Antikörper und bestehen aus nur einer Untereinheit (1Y-Monomer); sie sind daher plazentagängig. IgG bewirken die Agglutination und die Opsonierung von Antigenen und aktivieren das Komplementsystem. Sie sind für die Immunität des Organismus gegen einen Erreger, nach durchgemachter Infektion oder nach erfolgreicher Impfung, verantwortlich. Sie werden erst etwa drei Wochen nach Erregerkontakt gebildet und bleiben lange erhalten. Diese Gruppe von Antikörpern gelangt diaplazentar von der Mutter in den kindlichen Kreislauf und schützt das Neugeborene vor Infektionen.

Die Antikörper gegen den Rhesusfaktor sind ebenfalls IgG-Ak und wegen ihrer Kleinheit plazentagängig. Diese Tatsache kann bei bestimmten Rhesuskonstellationen von Mutter und Kind (rhesusnegative Mutter, zweite Schwangerschaft mit einem rhesuspositiven Kind) zu schweren Krankheitsbildern beim Kind führen.

IgA-Ak (sekretorische Ak) befinden sich, wie der Name vermuten lässt, in Körpersekreten wie der Muttermilch, im Speichel, im Bronchialsekret und in den Sekreten des Magen-Darmtraktes. Sezernierte IgA-Ak liegen als Dimere (2Y) vor und bilden die erste Abwehrfront an der Eintrittspforte gegen den Erreger.

IgD-Ak sitzen an der Oberfläche von B-Zellen und dienen als Rezeptoren für Antigene. Sie bewirken bei Antigenkontakt die Umwandlung von B-Lymphozyten in Plasmazellen und somit die Bildung von Antikörpern.

IgE-Ak sitzen an der Zelloberfläche eosinophiler und basophiler Granulozyten und von Mastzellen. Bei Antigenkontakt bewirken sie die Freisetzung von Heparin und Histamin, weshalb sie an der Entstehung von allergischen bis zu anaphylaktischen Reaktionen beteiligt sind. Durch die Aktivierung der eosinophilen Granulozyten kommt die Abwehr gegen Parasiten in Gang.

Tabelle 1: Immunsystem – Angeborene und erworbene Abwehr

	Zelluläre Komponente	Humorale Komponente
Angeborene unspezifische Abwehr	Monozyten: Makrophagen; phagozytieren Erreger, aber auch veränderte oder abgestorbene Körperzellen Neutrophile Granulozyten: Mikrophagen; phagozytieren vor allem Bakterien, bilden den Eiter Eosinophile Granulozyten: greifen durch Enzyme Parasiten direkt an, können auch phagozytieren Basophile Granulozyten: beinhalten Histamin und Heparin, spielen eine Rolle bei allergischen Reaktionen Mastzellen: ähnlich den Basophilen im Gewebe Natürliche Killerzellen: greifen virusinfizierte Zellen, Tumorzellen und Transplantate an Dendritische Zellen: Antigenpräsentation	Komplementsystem Zytokine (Akute-Phase-Proteine) Chemokine Interferone
Erworbene spezifische Abwehr	T-Lymphozyten B-Lymphozyten	B-Lymphozyten (wandeln sich in Plasmazellen um): bilden Antikörper

4 Schutzimpfungen

Impfungen haben den Zweck, das Immunsystem zur Bildung von Antikörpern gegen bestimmte Erreger zu animieren oder dem Organismus fertige Antikörper zuzuführen. Das Ziel ist das Erreichen einer Immunität gegen potenziell gefährliche Infektionskrankheiten.

4.1 Arten von Impfungen

Es gibt drei unterschiedliche Arten von Impfungen: die aktive Impfung, die passive Impfung und die Simultanimpfung.

Bei der **aktiven Impfung** soll der Organismus durch das Verabreichen von Antigenen selbstständig Antikörper bilden und so eine Immunisierung erlangen. Erfolgreiche aktive Immunisierungen zeigen eine lange Wirksamkeit über Jahre, die Antikörperbildung und somit der Impfschutz ist allerdings erst nach vollständiger Grundimmunisierung abgeschlossen. **Aktive Immunisierungen** können auch durch das Durchmachen einer Infektionskrankheit und durch die sogenannte **stille Feiung**, das ist die Antikörperbildung im Rahmen einer inapperenten Infektion, erreicht werden.

Unter **passiver Impfung** versteht man die Verabreichung fertiger Antikörper zur Verhinderung einer Erkrankung nach bereits erfolgtem Erregerkontakt. Der Impfschutz besteht sofort nach verabreichter Antikörpergabe, die Wirkung erlischt aber meist schon nach wenigen Wochen.

Eine **Simultanimpfung** besteht schließlich aus einer zeitgleichen Verabreichung eines aktiven Impfstoffes und fertiger Antikörper. Der Vorteil dieser Methode ist der sofortige Wirkungseintritt des Impfschutzes und die lang anhaltende Wirkungsdauer durch die Bildung körpereigener Antikörper.

Bei der **aktiven Impfung** werden Antigene verabreicht, die im geimpften Organismus eine Antikörperbildung hervorrufen sollen. Bei einer **passiven Impfung** werden fertige Antikörper geimpft. Eine **Simultanimpfung** zeichnet sich durch die gleichzeitige Verabreichung von Antigenen und Antikörpern aus.

4.2 Aktive Immunisierung

Bei der aktiven Impfung können unterschiedliche Impfstoffe zur Anwendung kommen, die einerseits unterschiedlich gute Ergebnisse zur Folge haben, andererseits zu unterschiedlich schweren Nebenwirkungen führen können.

4.2.1 Lebendimpfstoffe

Lebendimpfstoffe bestehen aus abgeschwächten (attenuierten), unschädlich gemachten, aber lebenden Erregern, die als Spritz- oder Schluckimpfung verabreicht werden können. Der Vorteil dieser Impfstoffe ist die lebenslange Immunität, die nach einer Immunisierung erreicht werden kann. Als Nachteil gilt die Tatsache, dass Lebendimpfstoffe bei Menschen mit abgeschwächtem Immunsystem wegen der Gefahr einer Infektion nicht verabreicht werden dürfen und dass auch bei Immunkompetenten spezifische Krankheitssymptome nach der Impfung in abgeschwächter Form auftreten können. So wurde im Jahr 1988 in Europa der oral verabreichte Lebendimpfstoff gegen Polio (Kinderlähmung) von einem Totimpfstoff abgelöst, da die verabreichten, wenngleich abgeschwächten, aber dennoch vermehrungsfähigen, Lebendviren mit dem Stuhl ausgeschieden wurden und vereinzelt Infektionen verursacht haben.

Als Beispiele für virale Lebendimpfstoffe sind die Impfstoffe gegen Masern, Mumps, Röteln und Feuchtblattern (Varizellen-Zoster-Virus) zu nennen. Ein bakterieller Lebendimpfstoff ist der oral zu verabreichende Typhusimpfstoff.

4.2.2 Totimpfstoffe

Totimpfstoffe bestehen aus abgetöteten (inaktivierten), nicht mehr vermehrungsfähigen Erregern oder aus ihren Bestandteilen (Komponenten-Impfstoffe). Heutzutage werden sie meist gentechnisch hergestellt. Sie bewirken eine schwächere Immunantwort als Lebendimpfstoffe. Besteht der Totimpfstoff aus inaktivierten Toxoiden („Giften") der Erreger, spricht man von einem Toxoidimpfstoff. Um einen ausreichenden Impfschutz zu erhalten, sind regelmäßige Auffrischungsimpfungen, sogenannte Boosterimpfungen, notwendig.

- Ganze inaktivierte Viren werden gegen Hepatitis A, FSME und Kinderlähmung (Polio-Spritzimpfung), inaktivierte Bakterien im Rahmen der oralen Choleraimpfung verabreicht.
- Toxoid-Impfstoffe kommen gegen Diphtherie und Tetanus zur Anwendung.
- Komponenten-Impfstoffe enthalten Bestandteile (Antigene, Proteine) von Erregern, die entweder direkt von den Erregern stammen oder deren Antigene gentechnisch im Labor in Hefezellen oder tierischen Zellen hergestellt und dann verimpft werden. Virale Komponentenimpfstoffe oder Proteinimpfstoffe sind die Grippe-Impfstoffe, die Impfungen gegen Hepatitis B-, Humane Papilloma- und Herpes-Zoster-Viren, aber auch der Coronaimpfstoff von Novavax.

  Bakterielle Komponentenimpfstoffe werden gegen Pneumokokken, Bordetella pertussis, Haemophilus influenzae und gegen Meningokokkus B eingesetzt.

(Deutsches Grünes Kreuz, 2020)

4.2.2.1 Vektorimpfstoff

Das Prinzip eines Vektorimpfstoffes beruht darauf, dass Bestandteile eines Erregers mittels eines harmlosen Überträgervirus durch Impfung in menschliche Körperzellen eingeschleust werden, um Erregerteile nachzubauen und diese dem Immunsystem zu präsentieren. Auf diesem Wege wird die Antikörperbildung gegen den Erreger angeregt und der Organismus immunisiert. Im Falle des SARS Corona Virus 2 wird mit Hilfe nicht-menschenpathogener Adenoviren der Bauplan der Spikeproteine der Virushülle dem Körper angeboten. Zusätzlich werden sogenannte Gedächtniszellen, die ein Garant für eine länger anhaltende Schutzwirkung sind, gebildet. Nach diesem Prinzip funktioniert z. B. die Coronaimpfung von Astra Zeneca und Johnson/Johnson.

4.2.2.2 mRNA-Impfstoff

mRNA (Messenger RNA, Boten RNA) Impfstoffe funktionieren ohne Vektoren. Es wird mRNA, welche die Information für den Aufbau viraler Proteine enthält, in Lipid-Nanopartikel verpackt und verimpft und gelangt so in die Muskelzellen. Im Falle des Coronavirus enthält die mRNA wiederum den Bauplan der Spikeproteine der Virushülle. Nun werden diese Spikeproteine von den Körperzellen nachgebaut und dem Immunsystem präsentiert, welches wiederum mit der Freisetzung spezifischer Antikörper und der Bildung von Gedächtniszellen reagiert.

Sowohl der Coronaimpfstoff von Moderna als auch jener von Biontech/ Pfizer sind mRNA Impfstoffe.

4.2.3 Richtlinien zur Verabreichung von Impfstoffen

Hierzu sei auf eine Stellungnahme des Robert-Koch-Instituts hingewiesen (Robert-Koch-Institut, 2020), die wie folgt lautet:

> *„Grundsätzlich gilt: Lebendimpfstoffe (abgeschwächte, vermehrungsfähige Viren oder Bakterien, z. B. Masern-, Mumps-, Röteln- und Varizellen-Kombinationsimpfstoff oder Rotavirus-Impfstoff) können simultan, also gleichzeitig verabreicht werden. Werden sie nicht simultan verabreicht, ist in der Regel ein Mindestabstand von vier Wochen einzuhalten. Bei der Anwendung von Totimpfstoffen ist eine Einhaltung von Mindestabständen – auch zu Lebendimpfstoffen – nicht erforderlich. Im (seltenen) Fall einer akuten Impfreaktion sollte die Symptomatik vor einer erneuten Impfung abgeklungen sein.“*

4.2.4 Österreichischer Impfkalender

Der österreichische Impfkalender enthält die Empfehlungen des Bundesministeriums für Gesundheit, welche Impfungen für die verschiedenen Altersstufen in Österreich angezeigt sind. Außerdem gibt er Auskunft darüber, welche Impfungen kostenpflichtig sind und welche von der öffentlichen Hand bezahlt werden.

Impfungen, die laut Impfkalender empfohlen werden, sind sogenannte **Pflichtimpfungen**, obwohl sie auf freiwilliger Basis verabreicht werden. Impfungen, die nur für bestimmte Zielgruppen (z. B. Reisende, Ärztinnen im Katastropheneinsatz) empfohlen werden, heißen **Indikationsimpfungen**.

Empfohlene Impfungen laut aktuellem Impfkalender

Säuglinge, Kleinkinder (kostenfrei)

Rotavirus (RV): 2 bzw. 3 Impfungen im Abstand von mindestens 4 Wochen in Abhängigkeit vom verwendeten Impfstoff

Diphtherie (DIP), Tetanus (TET), Pertussis (PEA), Poliomyelitis (IPV), Haemophilus influenzae B (HIB), Hepatitis B (HBV): drei Teilimpfungen eines 6-fach-Impfstoffes

Pneumokokken (PNC): drei Teilimpfungen

Masern, Mumps, Röteln (MMR): 2 Impfungen im Abstand von mindestens 4 Wochen (nicht kostenfrei)

Meningokokken B (MEC-B): 3 Teilimpfungen

Meningokokken C: einmalige Impfung, 1 x MEC-C

Frühsommermeningoenzephalitis (FSME): 3 Teilimpfungen zur Grundimmunisierung, Auffrischungsimpfungen

Varizellen (VZV): 2 Impfungen im Abstand von mindestens 4, vorzugsweise 6 Wochen

Hepatitis A (HAV): 2 Teilimpfungen

Influenza (IV): jährlich

Schulkinder

Im Schulalter sind einige Auffrischungsimpfungen empfohlen, zusätzlich sollten folgende Impfungen durchgeführt werden:

Hepatitis B (HBV)

Humane Papillomaviren (HPV)

Erwachsene

Zusätzlich zu den regelmäßigen Auffrischungsimpfungen wird eine einmalige Impfung gegen Herpes-Zoster-Viren (HZV) und ab dem 50. Lebensjahr die Impfung gegen Pneumokokken (PNC) empfohlen.

Bei Totimpfstoffen sind mehrmalige Gaben zur Grundimmunisierung notwendig. Bei Lebendimpfstoffen wird eine zweite Gabe zur Schließung von Impflücken empfohlen. Seit 2014 wird die Finanzierung der HPV-Impfung bei Kindern und Jugendlichen von der öffentlichen Hand übernommen.

4.3 Passive Immunisierung

Im Falle einer passiven Immunisierung werden menschliche, tierische oder im Labor hergestellte Antikörper verabreicht, nachdem ein Erregerkontakt stattgefunden hat. Es handelt sich also um eine Maßnahme, um den betroffenen Menschen schnell mit Antikörpern zu versorgen und ihn möglichst vor einem schweren Verlauf zu schützen.

Der Vorteil gegenüber einer aktiven Immunisierung liegt also klar auf der Hand, der Nachteil besteht darin, dass die verabreichten AK relativ schnell wieder aus dem Blut verschwinden. Deshalb ist es durchaus sinnvoll, wenn möglichst zugleich mit der passiven Immunisierung eine aktive Impfung durchgeführt wird. So kann der Organismus, geschützt durch die verabreichten AK, selbst einen soliden Immunschutz aufbauen.

Solche Simultanimpfungen werden zum Beispiel nach Verletzungen bei unklarem Impfstatus gegen Tetanus oder nach Nadelstichverletzungen zum Schutz vor einer Hepatitis B durchgeführt.

Bei Verdacht auf Diphtherie, Tollwut oder Botulismus sollten rechtzeitig Antiseren (auch gegen deren Toxine) verabreicht werden. Im Prinzip geschieht auch bei einer Rhesusprophylaxe nicht anderes, wenn unmittelbar nach der Geburt eines Rh-positiven Kindes der Rh-negativen Mutter Anti-D-Antikörper verabreicht werden.

4.4 Bedeutende Namen in der Geschichte der Impfungen und Hygiene

- Edward Anthony Jenner (* 1749 und † 1823 in England), impfte im Mai 1796 einen achtjährigen Knaben mit einem Pockenimpfstoff, den er aus einer Hauteffloreszenz einer an Kuhpocken erkrankten Magd gewonnen hatte. Der Knabe erwies sich nach wenigen Wochen tatsächlich als immun gegen die Erkrankung.

  Der Ordnung halber soll nicht unerwähnt bleiben, dass die Frau des englischen Botschafters in der Türkei schon 1717 von Impfungen mit Pockeneiter in diesem Land berichtete.

- Louis Pasteur (* 1822 und † 1895 in Frankreich), entwickelte erstmalig einen Impfstoff im Labor, dabei handelte es sich um eine Lebendimpfung gegen Hühnercholera, eine Tierseuche.

  1881 entwickelte er mit mäßigem Erfolg einen Lebendimpfstoff gegen Milzbrand, der jedoch einem Todimpfstoff (inaktivierte Erreger) von Henri Toussant, dem wesentlich weniger Aufmerksamkeit geschenkt wurde, unterlegen war.

  Ein weiterer Impfstoff in der Tiermedizin, der von Pasteur entwickelt wurde, war eine Impfung gegen Schweinerotlauf aus inaktivierten Erregern.

  1885 entwickelte er gemeinsam mit seinem Mitarbeiter Émile Roux einen Impfstoff gegen Tollwut, der erfolgreich beim Menschen angewandt wurde.

- **Heinrich Hermann Robert Koch** (* 1843 in Clausthal, † 1910 in Baden-Baden) gilt gemeinsam mit Louis Pasteur als Begründer der modernen Bakteriologie und Mikrobiologie. Anhand des Milzbranderregers beschrieb er die Rolle von Bakterien bei der Entstehung von Krankheiten. Er gilt als der Entdecker des Tuberkulose- und des Choleraerregers. 1905 erhielt er den Nobelpreis für Medizin. Sein Name steht im engen Zusammenhang mit der Erforschung des Malariaerregers und der Thyphuserkrankung durch Salmonellen.
- **Waldemar Mordecai Haffkine** (* 1860 in Russland, † 1930 in der Schweiz) entwickelte einen Impfstoff gegen Cholera.
- **Emil Adolf Behring**, ab 1901 von Behring (* 1854 in Preußen, † 1917 im deutschen Marburg), entwickelte gemeinsam mit Paul Ehrlich und Erich Wernicke ein Antiserum (Antikörper) gegen Diphtherie und Tetanus. Es war der erste passive Impfstoff. Behring erhielt dafür den Nobelpreis für Physiologie und war der Begründer der bekannten Behringwerke.
- Erst um 1920 wurde der erste Toxoidimpfstoff gegen Diphtherie entwickelt.
- 1907 kam es zur Entwicklung von Tuberkulin-Tests durch **Clemens von Pirquet**, zeitgleich durch **Ernst Moro** und **Alfred Wolff-Eisner** zur Tuberkulose-Diagnostik.
- **Ignaz Philipp Semmelweis** (* 1818 im Königreich Ungarn, † 1865 in Wien) gilt als Begründer der Antisepsis, da er erkannte, dass Krankheitserreger an den Händen der Geburtshelfer Ursache des Kindbettfiebers waren.
- Sir **Alexander Fleming** (* 1881 in Schottland, † 1955 in London) entdeckte 1928 die wachtumshemmende Wirkung eines Schimmelpilzes (Penicillium) auf Bakterien und begründet somit die Entwicklung des Penicillins. 1944 erhielt er den Nobelpreis für Medizin.
- **Jonas Edward Salk** (* 1914 in New York, † 23. Juni 1995 in Kalifornien), entwickelte 1954 einen inaktivierten Impfstoff gegen Kinderlähmung (Polio). Der Impfstoff wurde gespritzt.

- **Albert Bruce Sabin** (*1906 im heutigen Polen, †1993 in Washington, D. C.) entwickelte 1960 eine Schluckimpfung gegen Kinderlähmung (Polio), die jedoch auf lebenden Erregern basierte.
- **Maurice Ralph Hilleman** (*1919 in Montana, †2005 in Philadelphia) entwickelte 1963 einen Impfstoff gegen Mumps und in der Folge noch zahlreiche weitere Impfstoffe, darunter solche gegen Masern, Windpocken, Röteln, Hepatitis A, Hepatitis B, Meningokokken A und B, Lungenentzündung und Hirnhautentzündung.
- 1964 wurde das Hepatitis-B-Virus von **Baruch Samuel Blumberg** entdeckt.
- 1980 wurde die Welt von der WHO für pockenfrei erklärt.
- **Luc Antoine Montagnier** (*1932 in Chabris, †2022 in Neuilly-sur-Seine) entdeckte 1983 gemeinsam mit **Françoise Barré-Sinoussi** das HI-Virus. Sie erhielten dafür den Nobelpreis.
- **Barry Marshall** und **John Robin Warren** entdecken 1983 Helicobacter pylori als Ursache der gastroduodenalen Ulkuskrankheit.
- **Qui-Lim Choo, Michael Houghton, George Kuo** und **Daniel W. Bradley** entdeckten 1989 das Hepatitis-C-Virus.
- **Harald zur Hausen** (*1936 in Gelsenkirchen) entwickelt 2006 einen Impfstoff gegen humane Papillomaviren, die Erreger des Gebärmutterhalskarzinoms. 2008 erhielt er dafür den Nobelpreis.
- **Uğur Şahin** (*1965 in der Türkei) und **Özlem Türeci** (*1967 in Lastrup) sind die Gründer des Pharmaunternehmens BioNTech und waren 2020 wesentlich an der Entwicklung des mRNA-Impfstoffs gegen SARS-CoV-2 beteiligt.

5 Erregernachweis-Methoden

Es stehen unterschiedliche Methoden zur Verfügung, die einerseits den direkten Nachweis von Mikroorganismen ermöglichen, andererseits über die Feststellung von Antikörpern indirekt einen Erreger nachweisen lassen. Nicht jede Methode ist in der Praxis für den Nachweis jeder Art von Erreger anwendbar.

5.1 Direkter Erregernachweis

Es stehen mehrere Methoden zur Verfügung, um einen Erreger oder auch nur dessen Bestandteile nachzuweisen. Dazu zählen die mikroskopische Erregerdarstellung, der Nachweis von Antigenen, der Nachweis der Erreger-DNA oder -RNA mittels Polymerase-Kettenreaktion (PCR) und die Vermehrung des Erregers in einem Nährmedium (Kultur).

5.1.1 Mikroskopischer Erregernachweis

Für den Nachweis von Mikroorganismen unter dem Lichtmikroskop ist in erster Linie die Größe des Erregers ausschlaggebend. Die meisten Bakterien weisen eine Größe von 0,5–5 µm auf, wodurch sie gut im Lichtmikroskop sichtbar gemacht werden können. Das Gleiche gilt für Pilze, Wurmeier und Bandwurmglieder. Viren erreichen hingegen je nach Art nur eine Größe bis etwa 350 nm, in der Regel sind sie noch viel kleiner. Aus diesem Grund lassen sich Viren nicht im Lichtmikroskop darstellen, es besteht aber prinzipiell die Möglichkeit, Viren elektronenmikroskopisch sichtbar zu machen.

Das zu untersuchende Material wird dünn auf einen Objektträger aufgetragen, damit ausreichend Licht durchtreten kann und die Strukturen deutlich wahrnehmbar werden. Um Bakterien und Pilze nun tatsächlich unter dem Mikroskop sehen und unterscheiden zu können, ist es häufig von Vorteil, diese zuerst einzufärben. Dafür ist es notwendig, für unterschiedliche Erreger die jeweils passende Färbemethode anzuwenden. Wurmeier sind auch ohne Färbung gut mikroskopisch erkennbar.

Lebende Mikroorganismen können jedoch auch ohne spezielle Färbung unter dem Lichtmikroskop betrachtet werden. Man spricht von **Nativpräparaten**.

Zwei der gängigsten Färbemethoden für Bakterien werden im Folgenden besprochen.

5.1.1.1 Gramfärbung

Die Standardfärbung für Bakterien ist die Gramfärbung, die eine Einteilung der so färbbaren Bakterien in grampositive und gramnegative ermöglicht. Grampositive Bakterien besitzen eine wesentlich dickere Mureinschicht in ihrer Zellwand als gramnegative und lassen sich blau oder dunkelviolett einfärben, gramnegative Bakterien erscheinen hingegen rot.

Das Ergebnis der Gramfärbung hängt von der Dicke der Mureinschicht, die aus Zuckermolekülen und Aminosäuren besteht, und von der Teichonsäure in der Wand grampositiver Bakterien ab.

Bei der Färbung werden zunächst alle Bakterien mit Gentianaviolett behandelt und nehmen die blauviolette Farbe des verwendeten Farbstoffes an. Durch eine Nachbehandlung mit jodhaltiger Lugol'scher Lösung wird der Farbstoff in der Wand grampositiver Bakterien gut fixiert. Gramnegativen Bakterien fehlt die Teichonsäure, wodurch bei der nun folgenden Nachbehandlung mit hochprozentigem Alkohol das Gentianaviolett wieder ausgewaschen werden kann. Auf den Entfärbungsvorgang folgt eine Gegenfärbung mit Karbolfuchsin, die entfärbten gramnegativen Bakterien färben sich jetzt rot ein.

So erscheinen grampositive Bakterien unter dem Mikroskop blau, gramnegative rot!

Neben der guten Identifizierungsmöglichkeit von Bakterien durch die Gramfärbung lassen sich auch Rückschlüsse auf das zu wählende Antibiotikum ziehen, da grampositive und gramnegative Bakterien gerade wegen der Verschiedenheit ihrer Zellwand gegen unterschiedliche Antibiotika empfindlich sind.

5.1.1.2 Ziehl-Neelsen-Färbung

Einige Bakterien, die sogenannten „säurefesten" Bakterien, lassen sich wegen des Vorhandenseins bestimmter Lipide in ihrer Zellwand nicht durch die Gramfärbung darstellen. Zu diesen Bakterien zählen die Mykobakterien, insbesondere die Erreger der Tuberkulose und der Lepra. Bei der Ziehl-Neelsen-Färbung werden die Erreger zuerst mit dem Farbstoff Karbolfuchsin rot angefärbt, bei der nachfolgenden Entfärbung mit Alkohol und Salzsäure behalten die „säurefesten" ihre rote Farbe, alle anderen werden entfärbt und erscheinen nach der Gegenfärbung mit Methylenblau bläulich.

Mykobakterien erscheinen demnach nach der Ziehl-Neelsen-Färbung rot, alle anderen Bakterien blau!

Wurmeier und Bandwurmglieder, die mit dem Stuhl ausgeschieden werden, bedürfen zur mikroskopischen Darstellung keiner Färbung; sie lassen sich nach ihrem unterschiedlichen Aussehen auch gut unterscheiden und identifizieren.

5.1.2 Antigennachweis

Das Prinzip eines Antigennachweises unterschiedlicher Erreger beruht darauf, dass Körperflüssigkeiten oder Abstrichmaterial, in welchen Erregerantigene vermutet werden, auf ein Medium aufgebracht oder mit diesem vermischt werden, auf bzw. in welchem sich die entsprechenden Antikörper befinden. Bei tatsächlichem Vorhandensein der Antigene ergibt sich eine sichtbare Reaktion. Antigentests werden auch als Schnelltests angewandt, etwa zum Nachweis von Streptokokken bei Scharlach oder von Coronaviren bei Covid-19 im Rachensekret. Auf demselben Prinzip beruht ein Schwangerschaftstest, bei dem das Hormon ß-HCG im Urin der Schwangeren nachgewiesen wird.

5.1.3 Molekularbiologische Diagnostik

Sowohl Bakterien als auch Viren lassen sich auch durch molekularbiologische Methoden nachweisen. Das Prinzip dieser Untersuchungsmethode liegt im Nachweis bakterieller oder viraler Nukleinsäure (DNA oder auch RNA). Durch die Polymerase Chain Reaction (PCR) bzw. Polymerase-Kettenreaktion lassen sich diese Nukleinsäuren in kürzester Zeit vervielfachen, was die Erregerdiagnose häufig erst möglich macht. Es wird also das Erbmaterial dieser Mikroorganismen vervielfältigt und so nachweisbar. Die Vorteile molekularbiologischer Nachweismethoden liegen in der Spezifität des Nachweises und in der relativ kurzen Zeitspanne, innerhalb der ein Ergebnis vorliegt.

Bei der PCR wird die oft nur in geringer Menge vorhandene DNA mithilfe des Enzyms DNA-Polymerase verdoppelt. Dieser Reaktionsschritt wird mehrmals wiederholt, wodurch es zu einer exponentiellen Vervielfältigung der DNA kommt, bis ausreichend Material zur Verfügung steht. Diese Verdoppelungsschritte werden durch den Ct(cyclethreshold)-Wert angegeben. Das bedeutet nun, je höher der Ct-Wert ist, umso öfter musste das Material verdoppelt werden. Ein hoher Ct-Wert korreliert mit einer geringen Erregerlast und umgekehrt.

Soll nun RNA statt DNA nachgewiesen werden, sind zusätzliche Schritte erforderlich. Die RNA besteht nur aus Einzelsträngen, deshalb müssen die RNA-Abschnitte, welche man zum Nachweis benötigt, vor Beginn der Verdoppelung in DNA umgewandelt werden. Dies gelingt durch ein Enzym, die Reverse Transskriptase (RT). Deshalb heißt diese Nachweismethode im Falle von RNA auch RT-PCR.

5.1.4 Kultureller Nachweis

Für zahlreiche Erreger stehen geeignete Nährmedien für ihre Vermehrung zur Verfügung. Nährmedien können flüssig oder fest sein, das zu untersuchende Material (z. B. Blut, Sputum, Urin, Liquor) wird in/auf den Nährmedien platziert, bei geeigneter Temperatur bebrütet und danach ausgewertet. Die Nährmedien enthalten Substanzen (z. B. Blut), die den Erregern als Energiequelle dienen.

Das Anlegen einer Viruskultur setzt allerdings das Verwenden geeigneter Zell- oder Gewebekulturen voraus, da sich Viren aufgrund des Fehlens eigener DNA oder RNA, die beide für die Zellteilung notwendig sind, nur intrazellulär (in einer Wirtszelle) vermehren können.

Auch Pilze werden zur Diagnosestellung auf speziellen Nährmedien gezüchtet.

Je nach Erreger liegen Ergebnisse oft erst nach Tagen vor.

Bakterienkulturen eignen sich auch zur Austestung der Wirksamkeit von Antibiotika gegen den jeweiligen Bakterienstamm. Solche Antibiogramme sichern einen bestmöglichen Therapieerfolg und beugen der Bildung resistenter Bakterien vor. Dabei werden die zu testenden Mikroorganismen auf einen Nährboden aufgebracht, auf dem sie sich durch Diffusion verbreiten können. Gleichzeitig werden kleine Plättchen, die unterschiedliche Antibiotika beinhalten, kreisförmig in der Petrischale platziert. Nach einer definierten Bebrütungszeit wird dann beurteilt, wie gut das jeweilige Antibiotikum gegen das Bakterium wirkt, indem man den bakterienfreien Hof um die Plättchen herum begutachtet. Je größer der Hof, umso besser die Wirksamkeit des Antibiotikums.

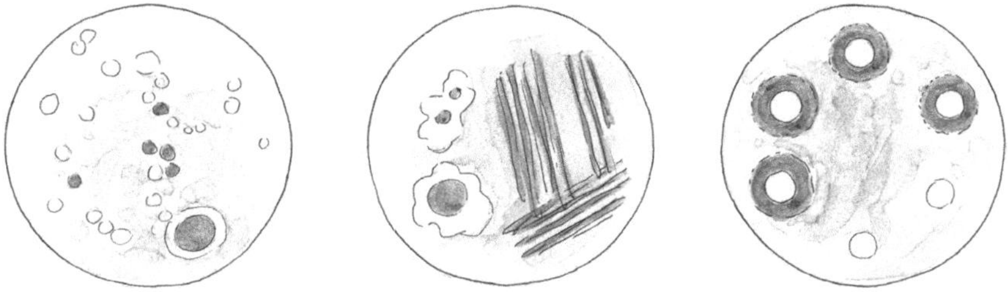

Abbildung 7: Bakterienkulturen in Petrischalen und Antibiogramm

5.2 Indirekter Erregernachweis

5.2.1 Serologischer Erregernachweis

Unter serologischem Erregernachweis versteht man eine Untersuchungsmethode, bei der nicht der Erreger selbst, sondern die gegen ihn gebildeten spezifischen Antikörper im Serum der Infizierten nachgewiesen werden. Antikörper oder Immunglobuline werden nach Antigenkontakt von den Plasmazellen gebildet. Der Nachweis von IgM-Antikörpern (Frühantikörper) weist auf eine frische Infektion, der Nachweis von IgG-Antikörpern (Spätantikörper) auf eine schon länger bestehende oder früher durchgemachte Infektion hin.

Antikörpernachweise dienen auch der Überprüfung, ob eine Impfung erfolgreich war und ob Immunität gegen den Erreger besteht (Titerbestimmung).

6 Meldepflichtige Erkrankungen

In Österreich ist eine nicht unerhebliche Anzahl von Infektionserkrankungen ausgewiesen, bei welchen Erkrankung oder Verdacht einer Erkrankung, Todesfälle und Dauerausscheider zu melden sind. Die niedergelassene Ärztin oder die Krankenanstalt muss binnen 24 Stunden nach Diagnosestellung die folgenden Erkrankungen an die zuständige Bezirkshauptmannschaft melden:

Tabelle 2: Meldepflichtige Krankheiten

	Verdacht	Erkrankung	Sterbefall	Ausscheider
AIDS		×	×	×
Aussatz (Lepra)	×	×	×	
Bakterielle Lebensmittelvergiftung (z. B. Salmonellen, Campylobacter, Yersinien, Shigellen, enterohämorrhagische E. coli, Staphylokokkus aureus, Listerien, Botulismus)	×	×	×	×
Bang'sche Krankheit		×	×	
Cholera, asiatische	×	×	×	×
schwer verlaufende Clostridium-difficile-Erkrankung		×	×	
Diphtherie		×	×	
Gelbfieber	×	×	×	
Gonorrhoe/Tripper		×		
Fuchsbandwurm (Echinococcus multilocularis)	×	×	×	
Hepatitis infectiosa (A, B, C, D, E, G)	×	×	×	

Hundebandwurm (Echinococcus granolosus)	×	×	×	
Infektionen mit Influenza A/H5N1 oder anderem Vogelgrippe-virus („Vogelgrippe")	×	×	×	
Invasive bakterielle Erkrankungen (Meningitiden und Sepsis: z. B. durch Meningokokken (Genickstarre, epidemische), Pneumokokken, Haemophilus influenzae)		×	×	
Keuchhusten		×	×	
Kinderlähmung, übertragbare (Poliomyelitis)	×	×	×	
Körnerkrankheit (z. B. Trachom, Ägyptische Augenkrankheit)		×	×	
Legionärskrankheit		×	×	
Leptospiren-Erkrankungen	×	×	×	
Lymphogranuloma inguinale		×		
Malaria		×	×	
Masern	×	×	×	
Milzbrand	×	×	×	
Papageienkrankheit (Psittakose, Ornithose)	×	×	×	
Paratyphus	×	×	×	×
Pest	×	×	×	
Pocken	×	×	×	
Rickettsiose durch R. prowazekii (Fleckfieber/Flecktyphus)	×	×	×	
Röteln		×	×	
Rotz	×	×	×	
Rückfallfieber (Rückfalltyphus)		×	×	
Ruhr, übertragbare (Amöbenruhr)	×	×		×
SARS (schweres akutes respiratorisches Syndrom)	×	×		
Scharlach		×	×	
Syphilis		×		
Transmissible spongiforme Enzephalopathien (z. B. Creutzfeld-Jakob-Krankheit [CJK])	×	×	×	
Trichinose		×	×	
Tuberkulose durch Mycobacterium bovis		×	×	
Tularämie	×	×	×	

Typhus (Abdominaltyphus)	×	×		×
Virale hämorrhagische Fieber (z. B. Ebola, Lassa, Marburg, Krim, Kongo)	×	×	×	
Virale Lebensmittelvergiftungen (z. B. Noroviren)	×	×	×	
Virusbedingte Meningoencephaliden (z. B. FSME-, Herpesviren)		×	×	
Wochenbettfieber (Puerperalfieber)		×		
Weicher Schanker		×		
Wutkrankheit, Bissverletzungen durch wutkranke und -verdächtige Tiere		×		

Ersuchen der MA 15, folgende Krankheiten zu melden:

	Verdacht	Erkrankung	Sterbefall	Ausscheider
Chikungunya-Fieber		×	×	

7 Infektion des menschlichen Organismus und ihre Folgen

Was geschieht eigentlich im Körper, wenn ein Krankheitserreger alle Schutzbarrieren durchbrechen kann und in den Organismus eindringt? Zunächst werden die unterschiedlichen Ebenen des Immunsystems aktiv und rufen Abwehrreaktionen hervor. Bei einem gut trainierten Immunsystem wird der Erreger vom Immunsystem erkannt und die unterschiedlichen Abwehrzellen werden aktiviert. Die Phagozyten (Fresszellen) verlassen die Blutgefäße und gelangen durch Chemotaxis an den Ort des Geschehens im betroffenen Gewebe. Dort werden die Makrophagen und Mikrophagen aktiv, umfließen den Erreger oder die befallene Zelle und befördern ihn/sie, in Vesikel verpackt, in ihr Zytoplasma. Dort verschmelzen die Vesikel mit enzymhaltigen Lysosomen und der Erreger wird regelrecht verdaut und unschädlich gemacht. Andere Abwehrzellen beinhalten zelltoxische Substanzen, die Parasiten angreifen; wieder andere bewirken durch ihre Inhaltsstoffe die typischen Entzündungsvorgänge im Körper.

Krankheitserreger können unterschiedliche Reaktionen im menschlichen Organismus hervorrufen, die lokal auf die Eintrittsstelle beschränkt bleiben oder zu systemischen, den gesamten Körper in Mitleidenschaft ziehenden, Reaktionen führen.

Kurz gesagt: Krankheitserreger rufen Entzündungsreaktionen als Ausdruck einer Immunreaktion im Körper hervor, die teilweise sehr spezifisch, mit für den Erreger charakteristischen Symptomen, oder aber unspezifisch, in der Folge allgemeiner uncharakteristischer Symptome, ablaufen können.

7.1 Lokale Zeichen der Entzündung

Bereits im ersten Jahrhundert nach Christus beschrieb Aulus Cornelius Celsus die typischen Anzeichen, die er bei lokalen Entzündungsvorgängen beobachten konnte. Ein Jahrhundert später modifizierte der griechische Arzt Galenos von Pergamon Celsus' Beobachtungen und formulierte die noch heute gültigen **fünf Kardinalsymptome der lokalen Entzündung.**

Diese Kardinalsymptome, die wahrscheinlich schon jeder an sich oder anderen beobachten konnte, sind: **Rubor, Calor, Tumor, Dolor** und **Functio laesa,** was übersetzt **Rötung, Wärme, Schwellung, Schmerz** und **eingeschränkte Funktion** bedeutet.

Diese lokalen Entzündungszeichen beschreiben die Vorgänge, die sich am Ort der Entzündung abspielen, sie sind Ausdruck der durch Entzündungszellen und freigesetzten Stoffe hervorgerufenen Gewebsreaktionen.

7.1.1 Ablauf der lokalen Entzündungsreaktion

Am Beginn der Entzündung kommt es zu einer kurzzeitigen Gefäßverengung mit einer daraus resultierenden Durchblutungsstörung, auch „initiale Ischämie“ genannt; diese nur wenige Minuten andauernde Phase führt zu lokalen Gewebsnekrosen, wodurch Entzündungsmediatoren freigesetzt werden, die weitere Vorgänge im Gewebe auslösen. In der Folge erweitern sich die Blutgefäße wieder und es wird eine Phase eingeleitet, aus der die fünf Kardinalsymptome der Entzündung resultieren.

Durch die Weitstellung der Gefäße kommt es zu einer vermehrten Durchblutung des entzündeten Gewebes, deren Zeichen eine **Rötung (Rubor)** und eine **Erwärmung (Calor)** der infizierten Stelle sind. Gleichzeitig erhöhen Substanzen wie Heparin aus Entzündungszellen die Durchlässigkeit der betroffenen Kapillaren, wodurch es zum Flüssigkeitsaustritt ins Gewebe kommt; als deren Ausdruck tritt eine **Schwellung** oder ein **Tumor** auf. Der **Schmerz (Dolor)** wird durch die im Rahmen der Gewebsnekrose freigesetzten Prostaglandine induziert. Die **Functio laesa** ist wohl die Folge aller im Rahmen der Entzündung abgelaufenen Vorgänge.

Gleichzeitig treten Abwehrzellen aus den Blutgefäßen aus und wandern in das betroffene Gewebe. Je nach Dauer, Schwere und Ausbreitung der Entzündung treten zunehmend auch allgemeine unspezifische und systemische Entzündungszeichen auf; das heißt, der Körper reagiert auf die Infektion und trifft Maßnahmen, um diese zu bekämpfen.

Die fünf Kardinalsymptome der Entzündung lauten: Rubor – die Rötung, Calor – die Erwärmung, Tumor – die Schwellung, Dolor – der Schmerz und Functio laesa – die eingeschränkte Funktion.

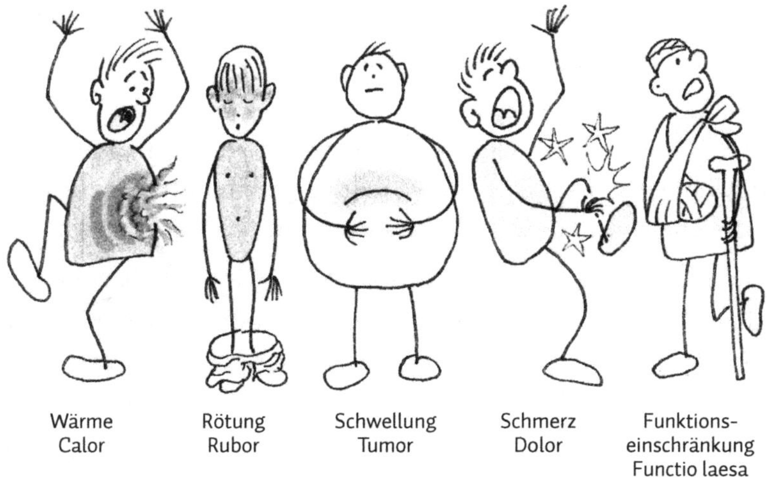

Abbildung 8: Kardinalsymptome der lokalen Entzündung

7.2 Systemische Entzündungsreaktionen

In Abhängigkeit von der Immunkompetenz des betroffenen Organismus kann eine lokale Entzündung ausheilen oder der Erreger kann in den Blutkreislauf des Menschen einbrechen und in anderen Organen Entzündungsreaktionen hervorrufen. Das Übertreten von Erregern kann auf lymphogenem Weg (über Lymphgefäße), auf hämatogenem Weg (über Blutgefäße) oder kanalikulär (über Gewebsspalten) erfolgen.

7.2.1 Folgen der systemischen Ausbreitung von Erregern

Dringt ein Krankheitserreger in einen Organismus ein, sprechen wir von einer Infektion. Ruft der Erreger Symptome hervor, ist daraus eine Infektionskrankheit entstanden. Breitet sich der Erreger von der Stelle seines Eindringens weiter aus, erreicht er früher oder später das Blut, wodurch er über die Blutgefäße in zahlreiche Organe verschleppt werden kann.

Je nach Art des eingedrungenen Erregers in das Blut sprechen wir zunächst bei Bakterien von einer **Bakteriämie**, bei Viren von einer **Virämie** und bei Pilzen von einer **Fungämie**, wobei es zu diesem Zeitpunkt noch zu keiner Streuung in andere Organe kommt. Die Erreger können jedoch in einer Blutkultur nachgewiesen werden.

Kommt es nun in der Folge zu einer Vermehrung der Erreger im Blut und zur Besiedlung anderer Organe mit Auftreten von bestimmten Krankheitssymptomen, liegt eine **Sepsis** (Blutvergiftung) vor, die ein überaus ernstzunehmender Zustand ist und einer schnellen Therapie bedarf.

Treten im Körper systemische, also nicht auf eine Stelle begrenzte Entzündungszeichen auf, spricht man von einem **S**ystemischen **I**nflammatorischen **R**esponse-**S**yndrom (kurz **SIRS**). Es ist so definiert, dass mindestens zwei der folgenden Symptome im Organismus auftreten:

- Erhöhung oder Absinken der Körpertemperatur auf ≥ 38° C oder ≤ 36° C
- Steigerung der Herzfrequenz auf ≥ 90 Schläge/Min. (Tachykardie)
- Erhöhung der Atemfrequenz ≥ 20 Atemzüge/Min. (Tachypnoe)
- Veränderung des weißen Blutbildes im Sinne einer Leukozytose, einer Leukopenie oder einer Linksverschiebung

Diese Symptome treten auch bei einer Sepsis auf, nicht aber im Rahmen einer Bakteriämie.

Eine Sepsis zeichnet sich durch das Auftreten systemischer Entzündungszeichen bei gleichzeitig nachweisbaren Krankheitserregern im Blut aus.

Das Eindringen von Krankheitserregern in die Blutbahn bezeichnet man je nach Erreger als Bakteriämie, Virämie oder Fungämie. Treten systemische Krankheitssymptome durch die eingeschwemmten Erreger auf, dann spricht man von einer Sepsis.

7.2.2 Allgemeine unspezifische Entzündungsreaktionen

Der menschliche Körper reagiert im Rahmen der Abwehr von Infektionen mit einer Reihe typischer systemischer Entzündungszeichen. Endogene – im Körper gebildete – und exogene – in den Körper eingebrachte – Entzündungsmediatoren bewirken charakteristische Veränderungen der Körpertemperatur (Fieber) und sorgen für entzündungstypische Blutbefunde.

Fieber entsteht durch sogenannte **Pyrogene** (fiebererzeugende Stoffe), die von den Krankheitserregern selbst freigesetzt werden können, aber auch vom Organismus gebildet werden. Fieber ist eine vom Körper gewollte Temperaturerhöhung. Das Ziel ist einerseits eine Hemmung des Wachstums und der Vermehrung der Mikroorganismen, andererseits werden dadurch die Antikörper-Produktion und die Proliferation der T-Zellen gesteigert.

Im Blut kommt es besonders bei bakteriell bedingten Entzündungsvorgängen zum Ansteigen der Leukozyten, einer **Leukozytose**, und zu einem vermehrten Auftreten der „jungen" Formen (Stabkernige) der neutrophilen Granulozyten, da durch den gesteigerten Verbrauch mehr Zellen neu gebildet werden müssen und junge (unreife) Zellen aus dem Knochenmark ins Blut ausgeschwemmt werden. Das vermehrte Auftreten junger Abwehrzellen im Blut ist die von Laborbefunden bekannte **Linksverschiebung**.

Manche Infektionen, besonders einige Virusinfekte, bewirken auch ein Absinken der Leukozytenzahl: Wir sprechen von einer **Leukopenie**. Chronische Viruserkrankungen wie AIDS verursachen ein Absinken der Lymphozytenzahl, eine **Lymphopenie**.

Das Ansteigen von Leukozyten über die Norm im Blut heißt Leukozytose, das Absinken der weißen Blutzellen Leukopenie. Veränderungen der Lymphozytenzahl heißen entsprechend Lymphozytose und Lymphopenie. Unter einer Linksverschiebung versteht man das gehäufte Auftreten unreifer neutrophiler Granulozyten, von einer Rechtsverschiebung spricht man bei einer Zunahme alter übersegmentierter Granulozyten im Blut.

Im Blut kann es zudem zum Ansteigen einiger wichtiger Entzündungsparameter kommen, die diagnostischen Wert besitzen und für Verlaufskontrollen der Entzündung herangezogen werden können.

Es kann zu einem Anstieg der **Gammaglobuline**, also der für das jeweilige Infektionsstadium typischen Antikörper (Immunglobuline), und des **C-reaktiven Proteins** (CRP oder Akute-Phase-Protein), welches vor allem Ausdruck einer akuten bakteriellen Entzündung ist, kommen. Da im Rahmen von Entzündungsvorgängen die Abwehrzellen und die Eiweiße im Blut vermehrt sind und sich so die Zusammensetzung des Blutes ändert, kommt es in der Regel zu einer **beschleunigten Blutkörperchensenkungsgeschwindigkeit** (BSG).

Allgemeine unspezifische Entzündungszeichen treten häufig bei Entzündungen auf, sind aber wenig charakteristisch für bestimmte Ursachen der Entzündung.

Allgemeine und spezielle Mikrobiologie und Parasitologie

In diesem Teil des Buches wird auf die einzelnen Erreger eingegangen, ihre Übertragung und ihr Vorkommen werden besprochen und es wird auf die von ihnen verursachten Krankheitsbilder und deren Therapiemöglichkeiten Bezug genommen.

Die Erreger werden im Folgenden in fünf Gruppen unterteilt: die Bakterien, die Viren, die Prionen, die Pilze und die Parasiten.

Viren können wie erwähnt nur mit Vorbehalt als Mikroorganismen angesehen werden, da ihre Ausstattung mit den Nukleinsäuren DNA und RNA nicht vollständig ist. Bei den Prionen handelt es sich lediglich um pathogene Eiweißmoleküle. Pilze und Parasiten können sowohl Mikroorganismen, häufig aber auch Makroorganismen, also vielzellige Lebewesen, sein.

Mikroorganismen sind jedoch nicht von vornherein für den Menschen gefährlich: Einige von ihnen sind **apathogen (nicht krankmachend)**, sie haben teilweise sogar protektive (schützende) Eigenschaften oder sind wie die Darmflora sogar an Stoffwechselvorgängen beteiligt; wiederum andere sind **fakultativ pathogen (nur unter gewissen Umständen krankmachend)** und werden nur bei herabgesetzter Immunabwehr zum Problem; zahlreiche Mikroorganismen sind aber von vornherein **pathogen (krankmachend)**.

Um diesen Umständen gerecht zu werden, werden verschiedene Formen des Zusammenlebens zwischen Mensch und Mikroorganismen unterschieden: Unter **Symbiose** versteht man ein partnerschaftliches Zusammenleben; das heißt, sowohl der Mensch als auch die Mikroorganismen ziehen einen Vorteil daraus (z. B. Darmflora). Beim **Kommensalismus** benützen Mikroorganismen einen Wirt, ohne ihn zu schädigen, der Nutzen liegt also beim Erreger, der Mensch nimmt aber keinen Schaden.

Ein **parasitäres Zusammenleben** nützt wiederum nur dem Mikroorganismus, er schädigt gleichzeitig den Wirt.

Die folgenden Erreger werden alle nach einem einheitlichen Schema behandelt. Zu Beginn werden unter dem Punkt **Übertragung** die für den Erreger relevanten Infektionswege besprochen.

In der Folge wird die durchschnittliche **Inkubationszeit** (das ist jene Zeitspanne, die zwischen dem Zeitpunkt der Infektion und dem Auftreten der ersten Symptome liegt) angeführt. Sie kann jedoch nicht für alle Erreger angegeben werden.

Im Anschluss daran werden die wichtigsten **Krankheitsbilder**, die durch den Erreger verursacht werden können, besprochen.

Bei einigen Krankheitserregern wird auf **Komplikationen**, die während oder in der Folge der Erkrankung auftreten können, eingegangen.

Unter **Nachweis** sollen nur kurz die Möglichkeiten des Erregernachweises, des serologischen Antikörpernachweises oder sonstiger eingesetzter Methoden eines möglichen Beweises einer Infektion mit einem bestimmten Erreger erwähnt werden. Manchmal wird dieser Abschnitt durch den Punkt **Diagnose** ersetzt, wenn wichtige Kriterien zur Diagnosestellung der Erkrankung zielführender sind. Im Allgemeinen wird aber nicht auf andere klinische Diagnosemöglichkeiten eingegangen.

Zuletzt wird auf die Möglichkeiten einer etwaigen **Prophylaxe**, also Vorbeugungsmaßnahmen zur Verhinderung einer Erkrankung, und kurz auf gängige **Therapien** bzw. Behandlungsmöglichkeiten eingegangen. Als **symptomatische** Therapien sind Behandlungsmöglichkeiten bestimmter Symptome wie Fieber, Schmerzen, Durchfall oder Ähnliches zu verstehen. **Kausale** Therapien werden hingegen eingesetzt, um den Erreger wirkungsvoll zu bekämpfen.

8 Allgemeine Bakteriologie

In diesem Kapitel werden wir die Bakterien näher kennenlernen: Wie sehen sie aus, wo und unter welchen Bedingungen leben sie, inwiefern schädigen sie den menschlichen Körper, wie reagieren wir auf sie und wie können sie bekämpft werden?

8.1 Aufbau und Klassifikation von Bakterien

Bakterien sind Prokaryonten, das bedeutet, sie besitzen keinen echten Zellkern und keine membranbegrenzten Zellorganellen. Stattdessen befindet sich ihre DNA als sogenanntes Kernäquivalent frei im Zytoplasma; sie besitzen Ribosomen für die Proteinbiosynthese. Sogenannte Mesosomen sind höchstwahrscheinlich Artefakte, die bei chemischer Fixierung von Bakterien entstehen. Bakterien erreichen je nach Spezies eine Größe von etwa 0,5–5 µm; das heißt, sie sind im Lichtmikroskop sichtbar. Sie vermehren sich ungeschlechtlich durch Teilung.

> Bakterien sind Prokaryonten, das sind Zellen ohne echten Zellkern und membranbegrenzte Zellorganellen; die DNA findet man in einer Einstülpung der Zellmembran, dem Kernäquivalent.

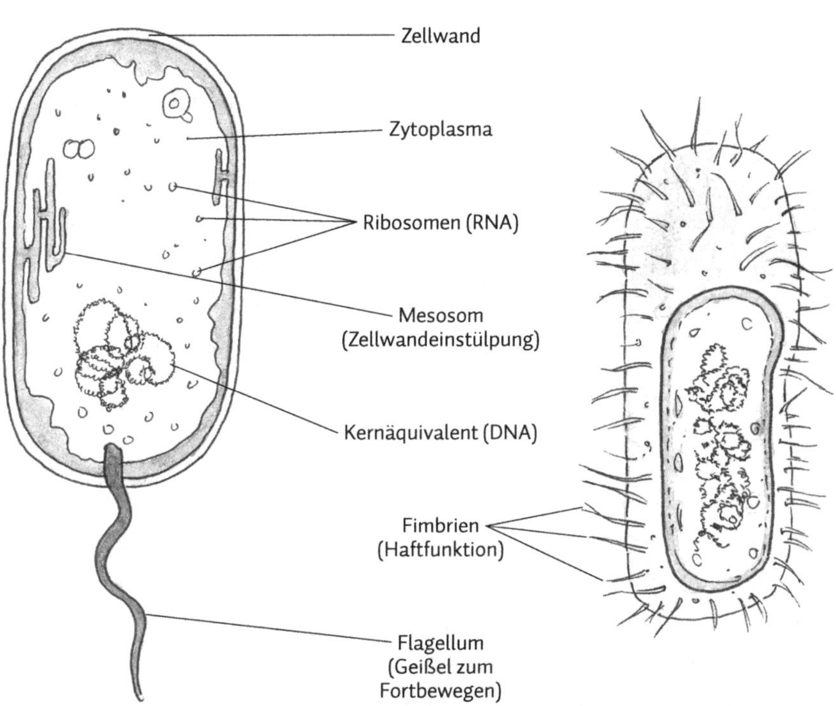

Abbildung 9: Aufbau eines Bakteriums

8.2 Stoffwechselformen von Bakterien

Einige Bakterien können in unterschiedlichen Stoffwechselformen vorkommen, was vielen Arten das Überleben auch unter widrigen Umweltbedingungen ermöglicht: So unterscheidet man vegetative Formen, in denen der Bakterienstoffwechsel aktiv ist, und Ruheformen, die als Sporen ungünstige Bedingungen wie Kälte oder Trockenheit unbeschadet überdauern können. Einige Erreger, wie etwa Clostridium tetani, überleben als Spore wie in einem Schlafzustand jahrzehntelang in der Erde, um dann bei Eindringen in einen lebenden Organismus sofort ihre volle Aktivität wiederzugewinnen.

Einige Bakterien können als Sporen ungünstige Lebensbedingungen überstehen.

8.3 Sauerstoffempfindlichkeit

Bakterien sind in unterschiedlichem Ausmaß auf Sauerstoff zur Energiegewinnung angewiesen. Einige können nur unter Anwesenheit von Sauerstoff überleben, diese Gruppe bezeichnet man als **obligat aerobe** Bakterien. Andere wiederum brauchen den Sauerstoff nicht unbedingt zum Überleben, er schadet ihnen aber auch nicht; diese werden als **fakultativ anaerobe** Bakterien bezeichnet. Eine dritte Gruppe, die **obligat anaeroben** Bakterien, vertragen keinen Sauerstoff, er ist für sie sogar toxisch.

8.4 Oberflächendifferenzierung

Bakterienwände besitzen eine unterschiedliche Anzahl von Mureinlagen, die aus Zuckermolekülen und Aminosäuren bestehen und die unterschiedliche Färbung der Bakterien möglich machen. So besitzen grampositive Bakterien bis zu 40 Schichten von Murein, gramnegative nur ganz wenige. Grampositive Bakterien erscheinen demnach nach der Färbung blau, gramnegative stellen sich rot dar.

Einige Bakterien besitzen an ihrer Oberfläche **Geißeln**, die ihnen eine aktive Bewegung ermöglichen. Die Geißeln können polar an einem oder an beiden Enden des Bakteriums vorhanden sein, unter Umständen sind sie rund um das Bakterium angeordnet.

Wiederum andere Bakterien haben an ihrer Oberfläche **Fimbrien** oder **Pili**, feine Härchen, mit denen sie sich an Körperoberflächen anheften können und so oft ihre Pathogenität erhöhen.

Manche besitzen an ihrer Zelloberfläche eine **Kapsel** aus Lipopolysacchariden (Schleimkapsel), die sie vor dem Erkennen durch das Immunsystem und so vor Phagozytose durch Fresszellen schützt. Dieser Umstand macht sie besonders pathogen.

> Lipopolysaccharidkapseln (Schleimkapseln) machen Bakterien für das Immunsystem unsichtbar und steigern so die Pathogenität des Erregers.

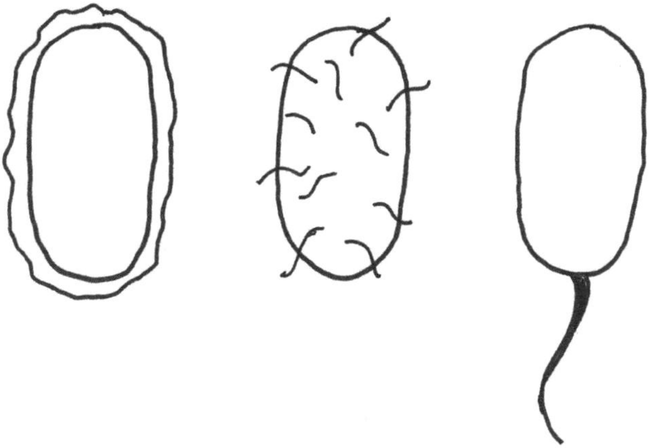

Abbildung 10: Oberflächendifferenzierung von Bakterien

8.5 Bakterienformen

Bakterien haben unterschiedliches Aussehen; einige kommen einzeln oder zu zweit vor, manche Arten lagern sich in Ketten oder Haufen aneinander.

Kokken sind kugelförmige Bakterien, die einzeln in Erscheinung treten können. Sie können sich aber auch zu unterschiedlichen „Gebilden“ zusammenfügen. Bilden sie Ketten, heißen sie **Streptokokken**, was so viel wie „Halskette aus Körnern“ (griech.) bedeutet. Sind sie in Haufen angeordnet, spricht man von **Staphylokokken**, also weintraubenartig aneinandergelagerten Körnern; lagern sich nur zwei Kokken aneinander (wie z. B. eine Kaffeebohne vorstellbar), handelt es sich um **Diplokokken**, also „Doppelkörner“.

Nach der Form lassen sich neben den Kokken die **Stäbchenbakterien** und die **Spirochäten**, das sind **schraubenförmige Bakterien**, unterscheiden.

> Streptokokken sind Kettenkokken, Staphylokokken sind Haufenkokken. Diplokokken lagern sich paarweise aneinander, es handelt sich demnach um Doppelkokken.

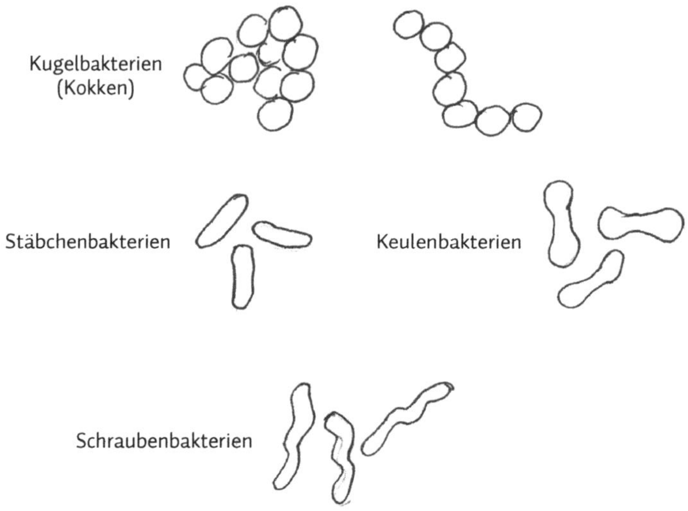

Abbildung 11: Bakterienformen

8.6 Verlauf bakterieller Entzündungen

Zahlreiche Bakterien wie Streptokokken, Staphylokokken, Gonokokken, Pneumokokken oder Meningokokken sind sogenannte Eitererreger; sie locken bei einer Infektion des Gewebes Mikrophagen, die neutrophilen Granulozyten, an. Diese phagozytieren die Bakterien, verdauen sie und zerfallen in der Folge. Zusammen mit dem betroffenen nekrotischen Gewebe bilden sie nun den Eiter.

Eiter besteht aus nekrotischem Gewebe, Entzündungszellen (neutrophilen Granulozyten) und Bakterien.

Nach der Lokalisation, dem Erregertyp und der Menge an gebildetem Eiter unterscheiden wir folgende Formen der bakteriellen Entzündung:

Abszess

Im Rahmen einer bakteriellen Entzündung kann es zur Nekrose des betroffenen kompakten Gewebes und zur Entstehung einer mit Eiter gefüllten

Gewebehöhle kommen. Vom gesunden Gewebe wird dieser sogenannte Abszess durch einen Wall aus Granulationsgewebe und Abwehrzellen abgegrenzt. Als Erreger kommen Bakterien wie Staphylokokken, vor allem Staphylokokkus aureus (Gold), infrage. Wie der Name schon ausdrückt, erscheinen reife Abszesse gelb.

Abszesse können sowohl in der Haut als auch in jedem inneren Organ oder Gewebe entstehen. Sehr selten lassen sich keine Bakterien im Eiter nachweisen, man spricht in diesen Fällen von sterilen oder kalten Abszessen.

Ein **Abszess** ist eine Eiteransammlung in einer erst durch Gewebseinschmelzung entstandenen Körperhöhle.

Furunkel

Ein Furunkel ist ein Abszess, der im Bereich eines Haarbalges in der Tiefe der Haut lokalisiert ist.

Ein **Furunkel** ist eine eitrige Entzündung im Bereich eines Haarbalges.

Karbunkel

Fließen Furunkel zu großen Eiteransammlungen zusammen, nennt man sie Karbunkel. Furunkel und Karbunkel sind die typischen Hautveränderungen bei der Akne.

Konfluierende Furunkel heißen **Karbunkel**.

Empyem

Sammelt sich Eiter in einer schon vorhandenen Körperhöhle an, etwa in der Pleurahöhle oder im Herzbeutel, sprechen wir von einem Empyem.

Ein **Empyem** ist eine Eiteransammlung in einer schon bestehenden Körperhöhle.

Phlegmone

Bakterielle Entzündungen, die sich diffus im Gewebe ausbreiten, heißen Phlegmone. Ihren Ausgang nehmen Phlegmone häufig von Hautinfektionen, die sich in der Folge in tiefere Gewebsschichten ausbreiten und zu großflächigen Nekrosen führen können.

Eine **Phlegmone** ist eine diffuse eitrige Entzündung im Gewebe.

Erysipel

Hochrote Phlegmone der Haut heißen Erysipel, sie sind meist durch Streptokokken verursacht.

Ein **Erysipel** ist eine diffuse hochrote Entzündung der Haut.

8.7 Therapie bakterieller Infektionskrankheiten

Gegen Bakterien steht eine große Zahl sogenannter Antiinfektiva zur Auswahl, denen die Antibiotika im engeren Sinn und die antibakteriellen Chemotherapeutika angehören. **Antibiotika** sind streng genommen antibakteriell wirksame Substanzen, die von Pilzen oder Bakterien gebildet werden. Der schottische Bakteriologe Sir Alexander Fleming gilt als der Entdecker des ersten Antibiotikums, als er feststellen musste, dass in einer von Schimmelpilz befallenen Bakterienkultur die Erreger abstarben. Er ging dem Phänomen auf den Grund und entdeckte, dass die Schimmelpilze der Gattung Pinselschimmel oder Penicillium eine bakterientötende Substanz abgaben, die er Penicillin nannte. So bekam das erste Antibiotikum seinen Namen von seinem Entdecker.

Chemotherapeutika sind hingegen synthetisch hergestellte Arzneimittel. Im täglichen Sprachgebrauch wird der Begriff Antibiotikum jedoch synonym zu Antiinfektivum verwendet – so wird das auch in diesem Buch gehandhabt.

Prinzipiell werden nach ihrer Wirkungsart **bakteriostatisch** wirksame Antibiotika von **bakterizid** wirksamen unterschieden. Bakterizid wirksame Antibiotika töten Bakterien vollständig ab, bakteriostatisch wirksame können nur ihre Vermehrung verhindern.

Die unterschiedlichen Antibiotikagruppen haben verschiedene Angriffsziele: So wirken einige auf die Zellwand der Bakterien, andere greifen in die Proteinbiosynthese ein oder beeinflussen die Bildung und Vermehrung der Nukleinsäuren (DNA und RNA) der Bakterien.

> Antibiotika wirken gegen Bakterien. Sie können sie abtöten, also bakterizid wirken, oder ihre Vermehrung verhindern, dann wirken sie bakteriostatisch.

8.8 Resistenzentwicklung gegen Antibiotika

In letzter Zeit häufen sich Berichte in den Medien über die Entwicklung von Keimen, die gegen Antibiotika resistent sind, vor allem im Bereich der Intensivmedizin, wodurch diese Problematik letztlich im Bewusstsein der Öffentlichkeit angekommen ist. Das ist ein wesentlicher Fortschritt, da diese Entwicklung nur durch den umsichtigen Einsatz von Antibiotika zumindest verlangsamt werden kann.

Die **Ursachen** der Resistenzentwicklungen sind vielfältig, sind aber meist im sorglosen Gebrauch dieser Arzneimittel begründet.

So gibt es einige multiresistente Erreger, die vor allem auf Intensivstationen und auch sonst in Krankenanstalten Ärztinnen vor kaum lösbare Probleme stellen. Diese Erreger sind durch einen Selektionsprozess entstanden, da Antibiotika häufig ohne strenge Indikationsstellung mit breitem Wirkungsspektrum verwendet werden. Einige Erreger haben solche Therapien überlebt und sich sozusagen an das Antibiotikum gewöhnt.

Aber auch im niedergelassenen Bereich kann durch unnötige und zu häufige Verschreibung von Antibiotika das Entstehen von Resistenzen gefördert werden. Häufig halten Patienten zudem die vorgeschriebene Behandlungsdauer wegen des schnellen Abklingens der Symptome nicht ein, was das Überleben von bereits angepassten Erregern möglich macht.

Eine weitere Ursache in der Entstehung von Resistenzen ist die unkontrollierte Anwendung von Antibiotika in der Tiermast, besonders im Bereich der Massentierhaltung. Resistenzen, die sich im Tier entwickeln, werden durch den Genuss von tierischen Lebensmitteln auf den Menschen übertragen.

Häufig auftretende multiresistente Erreger

Das schwerwiegendste Problem in der Behandlung resistenter Keime ist das vermehrte Auftreten sogenannter multiresistenter Erreger, die gegen eine große Anzahl von Antibiotika unempfindlich geworden sind und für die nur mehr einige wenige Ersatzantibiotika mit teilweise schweren Nebenwirkungen zur Verfügung stehen. Einige von ihnen sind typische nosokomiale (Nosokomien: Heilstätten im antiken Griechenland) Erreger, also Krankenhauskeime, mit denen sich die häufig ohnehin abwehrgeschwächten Patientinnen auf Intensivstationen infizieren und die ihre Verbreitung im stationären Bereich und in Operationssälen nehmen.

Zu diesen zählen vor allem: der **methicillinresistente Staphylokokkus aureus (MRSA)**, der **oxacillinresistente Staphylococcus aureus**, **vancomycinresistente Enterokokken (VRE)** und **resistente Enterobacteriaceae** wie einige **Escherichia-coli**-Stämme.

Diese Erreger sind häufig Ursache von postoperativ erworbenen Wundinfektionen, nosokomial erworbener Sepsis und von Harnwegsinfekten durch Harnkatheter.

Bei den ambulant erworbenen Erkrankungen durch resistente Erreger sind in erster Linie **multiresistente Tuberkulosebakterien** eine ernste Herausforderung. Die Tuberkulose ist eine Erkrankung, die seit der rasanten Verbreitung der Immundefiziterkrankung AIDS leider wieder weltweit eine überaus ernstzunehmende Seuche geworden ist. In manchen Ländern werden auch mit zunehmender Häufigkeit multiresistente **Streptokok-**

kus-pneumoniae-Erreger isoliert. Resistente Salmonellen lassen sich vor allem bei Nutztieren, aber zunehmend auch beim Menschen nachweisen.

Antibiotikaresistente Erreger entwickeln sich häufig durch die unkritische Anwendung breit wirksamer Antibiotika, durch zu kurze Dauer der Antibiotikaeinnahme und durch häufige Anwendung von Antibiotika in der Tiermast.

9 Bakterien – Kokken

Kokken sind Kugelbakterien, die in Haufen (Trauben), in Ketten oder paarförmig auftreten. Sie können aufgrund ihrer Färbung in grampositive (blau) oder gramnegative (rot) Kokken eingeteilt werden und sind, abhängig von ihrem Verhalten zu Sauerstoff, anaerob oder aerob.

Tabelle 3: Übersicht grampositive/gramnegative Kokken

Grampositive, fakultativ anaerobe Kokken	Gramnegative, aerobe Kokken
Staphylokokken St. aureus St. epidermitis St. saprophyticus **Streptokokken** Str. pneumoniae Str. viridans Str. pyogenes Str. agalactiae **Enterokokken**	**Neisserien** N. meningitidis N. gonorrhoeae Moraxella catarrhalis

9.1 Grampositive Kokken

Zu den grampositiven Kokken gehören die **Staphylokokken**, die **Streptokokken** und die **Enterokokken.**

9.1.1 Staphylokokken

Staphylokokken kommen in Haufen vor und sind Eitererreger. Nach dem Vorhandensein oder Fehlen der die Gerinnung aktivierenden Plasmakoagulase unterscheidet man koagulasepositive von koagulasenegativen Arten.

Staphylokokken rufen einerseits lokale und systemische Infektionserkrankungen hervor, andererseits können Folgeerkrankungen durch die von ihnen gebildeten Toxine entstehen.

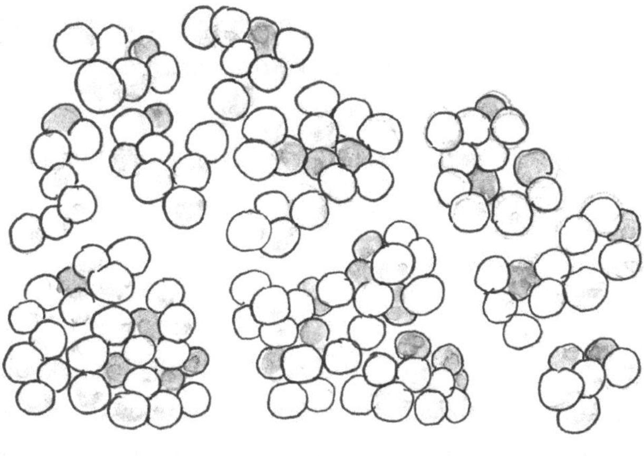

Abbildung 12: Staphylokokken

Inkubationszeit: Bei Infektion durch den Erreger beträgt die Inkubationszeit bis zu 10 Tage, bei oraler Aufnahme von Bakterientoxinen nur wenige Stunden.

Virulenzfaktoren und Toxine können vor allem in Staphylokokkus aureus nachgewiesen werden und erhöhen dessen Pathogenität. Im Folgenden wird auf einige dieser Pathogene näher eingegangen.

Virulenzfaktoren:

- **Plasmakoagulase:** Die Plasmakoagulase bewirkt die Umwandlung von Fibrinogen in Fibrin und gemeinsam mit dem **Clumpingfaktor** die Bildung eines Fibringerinnsels um den Erreger, wodurch ein Durchdringen von Abwehrzellen und Antikörpern verhindert und der Erreger vor der körpereigenen Abwehr verborgen wird. Dadurch kann sich das Bakterium lokal ungehindert vermehren, es entsteht ein lokaler Abszess. Aufgrund dieser Plasmakoagulase werden die Staphylokokken in koagulasepositive (bei Vorhandensein dieses Faktors) und koagulasenegative (bei Fehlen der Plasmakoagulase) unterteilt. St. aureus ist ein koagulasepositiver Keim, St. epidermidis und St. saprophyticus sind koagulasenegativ!

- **Staphylokinase und Fibrinolysin:** Diese Enzyme ermöglichen das Auflösen des Fibrinschutzwalls um die nun zahlreich vermehrten Erreger, wodurch diese in den Organismus eindringen und sich in ihm ausbreiten können.
- **Protein A:** Dieses Protein blockiert Antikörper und verhindert so die Opsonierung und die Phagozytose der Staphylokokken durch Abwehrzellen.

Toxine:

- **Toxic Shock Syndrome Toxin 1 (TSST 1):** Dieses Toxin kommt bei nur 1 % der Staphylococcus-aureus-Stämme vor und ist ein sogenanntes Superantigen, das über eine Aktivierung von T-Lymphozyten mit daraus resultierender ungehemmter Freisetzung von Zytokinen zu einer massiven Schocksymptomatik führt. Durch die überschießende Immunreaktion kommt es zu schweren Organschäden bis hin zu akutem Leber- und Nierenversagen, welche in bis zu 5 % der Fälle nicht überlebt werden.
- **Exfoliatine oder Scalded Skin Syndrome Toxin (SSST):** Bei diesem Toxin, das bei etwa 5 % der Staphylococcus-aureus-Stämme vorkommt, handelt es sich um ein sogenanntes Exfoliatintoxin (Exfoliation: Ablösung). Es kommt zu einer blasigen Abhebung der Haut, dem sogenannten Lyell-Syndrom, welches besonders im Kindesalter lebensbedrohlich verläuft.
- **Enterotoxine:** Diese Gifte werden häufig von Staphylococcus aureus gebildet und spielen eine wesentliche Rolle bei der Aufnahme kontaminierter Lebensmittel. Sie gelangen bei unsauberer Herstellung von Fleisch und Milchprodukten in die Nahrungsmittel und rufen typische, selbstlimitierende Lebensmittelvergiftungen mit Erbrechen und Durchfällen hervor.

9.1.1.1 Staphylococcus aureus (koagulasepositiv)

Eigenschaften: Staphylococcus aureus ist ein grampositives Haufenbakterium, das auf der Haut und besonders auf der Schleimhaut des Nasenvorhofs bei etwa 30 % aller gesunden Menschen vorkommt. Der Erreger ist resistent gegen Umwelteinflüsse (wie Kälte und Trockenheit) und überdauert etwa 30 Minuten bei 60° C unbeschadet. Seine Unempfindlichkeit gegen Säuren ermöglicht ihm die Magenpassage, und so kann er fäkal-oral leicht übertragen werden.

St. aureus produziert eine Vielzahl von Virulenzfaktoren und Toxinen, durch die er sich dem Einfluss des Immunsystems entzieht und so besonders gefährlich für den betroffenen Organismus wird.

Krankheitsbilder: Staphylococcus aureus ist ein klassischer Eitererreger und kommt auch auf der Haut gesunder Personen vor. Durch Eindringen des Erregers in die Haut verursacht er deshalb Abszesse, Furunkel und Karbunkel. Er ist außerdem eine häufige Ursache von Wundinfektionen und kann, besonders bei Kindern, zur Eiterflechte (Impetigo contagiosa) führen. Dabei kommt es zu großflächig auftretenden juckenden Eiterbläschen und Pusteln mit gelben Krusten, besonders bei vorgeschädigter Haut und unter schlechten hygienischen Bedingungen.

Staphylokokken können, vor allem bei der stillenden Mutter, eitrige Entzündungen der Brustdrüse (Mastitis) verursachen und sind die häufigste Ursache einer hämatogen entstandenen Osteomyelitis, der Knochen(marks)entzündung, bei Erwachsenen.

Auch Pneumonien (Lungenentzündung), Endokarditiden (Entzündung der Herzinnenhaut und der Herzklappen) und sogar eine Sepsis können auf den Keim zurückgeführt werden.

Die vom Erreger sezernierten Enterotoxine rufen beim Genuss kontaminierter Speisen Lebensmittelvergiftungen hervor. Weitere durch Toxine hervorgerufene Erkrankungen sind das Toxic Shock Syndrome und das Scalded Skin Syndrome. Verbleiben Tampons während der Menstruation zu lange in der Scheide, besteht die Gefahr eines durch TSS-Toxine hervorgerufenen Multiorganversagens.

Nachweis: Kultur des Erregers von befallenen Hautarealen auf Blutagar; es kommt zum Wachstum gelb-goldener Bakterienkolonien, die durch das Zersetzen der roten Blutkörperchen häufig einen hellen Hämolysesaum aufweisen. Blutkultur bei Befall innerer Organe und Sepsis.

Therapie: Wegen der bestehenden Resistenzentwicklung der Staphylokokken sollte Penicillin nur nach Resistenzbestimmung mittels Antibiogramm verabreicht werden. Etwa 50 % der Staphylokokken produzieren das Enzym „Penicillinase", welches Penicillin und andere Antibiotika spaltet und diese für den Erreger unwirksam macht.

Als Alternative stehen einige Reserveantibiotika zur Verfügung.

Chirurgische Abszessspaltung.

Prophylaxe: Zur Sanierung von mit MRSA befallener Nasenschleimhaut von Krankenhauspersonal werden antibiotische Nasensalben verwendet.

Bei Personen, die ein erhöhtes Risiko für Entzündungen der Herzklappen (Endokarditis) tragen, sollte vor zahnärztlichen und chirurgischen Eingriffen eine Antibiotikaprophylaxe veranlasst werden.

Methicillinresistenter Staphylococcus aureus (MRSA)

Eine Vielzahl von St. aureus bilden das Enzym ß-Laktamase, das die Wirksamkeit von Penicillin gegen den Erreger hemmt. Die überwiegende Zahl dieser ß-Laktamase-Bildner ist jedoch empfindlich gegen ein anderes Antibiotikum: Methicillin. Wir sprechen von **methicillinsensiblen Staphylococcus aureus** oder **MSSA**. Ein gravierendes Problem stellen aber jene St.-aureus-Stämme dar, die auch gegen Methicillin und/oder gegen Oxacillin unempfindlich geworden sind, also **methicillin-** oder **oxacillinresistente St. aureus** – **MRSA** oder **ORSA**.

Der unkritische Gebrauch von Antibiotika, sowohl beim Menschen als auch bei Tieren, die zu Nahrungsmitteln verarbeitet werden, sowie das frühzeitige Abbrechen notwendiger Antibiotikatherapien haben Erreger unempfindlich gegen bestimmte Antibiotika werden lassen. Diese Erreger sind besonders in Krankenanstalten im Rahmen sogenannter nosokomialer Infektionen, vor allem bei Patienten mit schwachem Immunsystem, eine erhebliche therapeutische Herausforderung.

Prinzipiell muss unterschieden werden, ob eine Infektion oder lediglich eine Besiedelung (Kolonisation) der Schleimhäute mit MRSA vorliegt, wobei diese Unterscheidung für die Übertragung des Erregers auf (andere) Patientinnen nur eine untergeordnete Rolle spielt. Viel wesentlicher für die Übertragung des Erregers in Krankenanstalten ist die Anzahl kolonisierter Pflegepersonen und Patienten. Häufige und lang andauernde Krankenhausaufenthalte und Therapien mit Breitbandantibiotika erhöhen das Risiko für Patientinnen, mit dem Erreger kolonisiert zu werden. Von diesen Patienten entwickeln bis zu 40 % eine Infektion, wie Harnwegsinfekte, Wundinfektionen oder Lungenentzündungen, besonders wenn mehrere Grunderkrankungen oder eine schwache Abwehr vorliegen.

Staphylococcus aureus ist der klassische Eitererreger; zahlreiche Virulenzfaktoren und Toxine machen ihn zu einem besonders gefährlichen Erreger. Durch falsches Antibiotikamanagement entstanden multiresistente Stämme, die besonders in Krankenanstalten zu einem gefürchteten Problem geworden sind.

9.1.1.2 Staphylococcus epidermidis (koagulasenegativ)

St. epidermidis gehört zur normalen Hautflora und ist wegen des Fehlens von Virulenzfaktoren weniger pathogen. Der Erreger besitzt jedoch ein Eiweiß, das ihn besonders gut am Kunststoff von Venenkathetern oder künstlichen Herzklappen anhaften lässt, und zusätzlich eine Schleimkapsel, die ihn in Form eines Biofilms vor dem Immunsystem und vor Antibiotika verbirgt. Auch künstliche Gelenke können von dem Erreger besiedelt werden und zu Entzündungen im Organismus führen. Dadurch ist der Erreger nicht selten Ursache einer Sepsis, in deren Verlauf das befallene Plastikteil (Venenkatheter) entfernt oder eine Gelenksprothese ausgetauscht werden muss.

9.1.1.3 Staphylokokkus saprophyticus (koagulasenegativ)

Dieser Erreger gehört auch zur Normalflora des Menschen und ist häufig Verursacher von Harnwegsinfekten bei jungen Frauen (Honeymoon-Zystitis).

9.1.2 Streptokokken

Streptokokken sind in Ketten angeordnete, fakultativ anaerobe Kugelbakterien. Aufgrund der Hämolyse (Auflösen der roten Blutkörperchen) auf Blutagar (Blutnährböden) unterscheiden wir unterschiedliche Arten von Streptokokken.

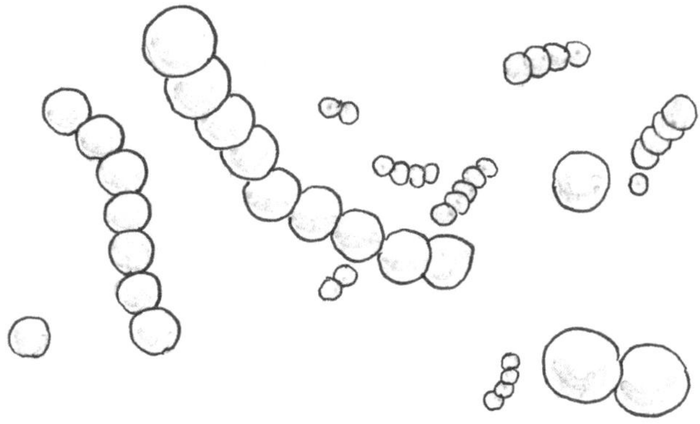

Abbildung 13: Streptokokken

α-hämolysierende Streptokokken

α-Hämolyse bedeutet, dass das Hämoglobin (roter Farbstoff der Erythrozyten) im Blutagar teilweise zu Biliverdin abgebaut wird. Biliverdin erscheint grün, wir sprechen von „vergrünender Hämolyse", es entstehen grüne Höfe um die Erregerkolonien.

Zu den α-hämolysierenden Streptokokken zählen die **Streptokokken der viridans (vergrünenden) Gruppe**, deren wichtigster Vertreter **Streptokokkus mutans** ist.

ß-hämolysierende Streptokokken

Unter ß-Hämolyse versteht man den vollständigen Abbau des Hämoglobins zu Bilirubin; es entstehen durchscheinende, helle Höfe im Blutagar um die Erregerkolonie.

ß-hämolysierende Streptokokken produzieren, ähnlich den Staphylokokken, zahlreiche Virulenzfaktoren, die ihre Pathogenität und ihre Wirkung auf das Immunsystem steigern. Die wichtigsten dieser Faktoren werden im Folgenden besprochen.

Die wichtigsten Vertreter sind **Streptococcus pyogenes** und **Streptococcus agalactiae.**

Virulenzfaktoren: Zu den Pathogenitäts- oder Virulenzfaktoren zählen unter anderem:

- **Polysaccharidkapsel:** Einige ß-hämolysierende Streptokokken, aber auch Pneumokokken können Schleimkapseln ausbilden, die sie vor Phagozytose schützen und ihre Pathogenität deutlich steigern.
- **M-Protein:** Das M-Protein verhindert die Phagozytose des Erregers durch Abwehrzellen weitgehend. Durch Kreuzreaktion dieses Bakterienbestandteiles mit Antigenen des Herzens kommen nach Streptokokkeninfektionen Entzündungen des Herzmuskels und der Herzklappen vor.
- **Streptolysin O und Streptolysin S:** Diese beiden Hämolysine wirken toxisch auf Zellmembranen. Streptolysin-Antikörpertiter werden zur Diagnose von Folgeerkrankungen nach Streptokokkeninfektionen herangezogen.
- **Streptokinase:** Sie wandelt Plasminogen in Plasmin um, bewirkt dadurch eine Fibrinolyse (Auflösen von Fibrin) und wird therapeutisch zur Lyse (Auflösen) von Thromben verwendet.
- **Scharlachtoxine (erythrogene Toxine):** Sie führen zu den typischen Symptomen bei Scharlach. Durch Schädigung der Kapillaren entstehen hochrote Ausschläge auf Haut und Mundschleimhaut.
- Zu den ß-hämolysierenden Streptokokken zählt man **Streptokokkus pyogenes.**

γ-hämolysierende Streptokokken

γ-Hämolyse bedeutet, dass es zu keiner Hämolyse des Blutagars kommt, es sind keine Höfe um die Erregerkolonien feststellbar.

Eine weitere Möglichkeit, die Gruppe der Streptokokken zu unterteilen, richtet sich nach deren Lokalisation im menschlichen Organismus oder dem Krankheitsbild. So unterscheiden wir pyogene – also eiterbildende – Streptokokken (Str. pyogenes und Str. pneumoniae), orale Streptokokken, die vorwiegend in der Mundhöhle lokalisiert sind (Salivariusgruppe, Mutansgruppe, Oralisgruppe, Millerigruppe), und die Enterokokken, welche der tierischen und menschlichen Darmflora angehören.

9.1.2.1 Streptokokkus-viridans-Gruppe (α-hämolysierend)

Streptokokkus viridans, wegen seiner Hämolyseeigenschaften auch vergrünender Streptokokkus genannt, kommt in der normalen Mundflora vor und besitzt keine speziellen Virulenzfaktoren.

Krankheitsbilder: Einige Stämme werden mit der Entstehung von Karies (**Streptokokkus mutans**) in Verbindung gebracht und können bei Einschwemmung in die Blutbahn eine subakute Endokarditis oder Endokarditis lenta hervorrufen. Dabei kommt es zu einer schleichend verlaufenden Entzündung meist bereits vorgeschädigter Herzklappen mit der Ausbildung bakterieller Vegetationen, die sich ablösen können und mit dem Blutstrom ins Gehirn, in die Niere, die Haut oder die Milz verschleppt werden und zu Folgeschäden führen. Es ist deshalb ratsam, bei Extraktion von mit Karies befallenen Zähnen und bei Operationen im Bereich der Mundschleimhaut prophylaktisch Antibiotika zu verabreichen.

Streptokokkus mutans verursacht Karies und kann auf dem Blutweg die Herzklappen befallen.

Diagnose: Erregernachweis (Blutkultur), kardiale Untersuchung, Klinik.

Therapie: Sanieren von kariösen Zähnen, bei Endokarditis lenta Antibiotikagabe über mehrere Wochen, evtl. Klappenersatz.

9.1.2.2 Streptokokkus pyogenes (ß-hämolysierend)

Pyogen bedeutet eiterbildend, dieser Erreger ist also Ursache zahlreicher eitriger Infektionskrankheiten der Haut, der Schleimhäute und des Rachens. Diese Bakterien bilden mehrere unterschiedliche Arten von Toxinen, die für die charakteristischen Symptome von Scharlach verantwortlich sind.

Die Übertragung erfolgt bei den Infektionen der Luftwege durch Tröpfchen oder durch direkten Kontakt von Mensch zu Mensch, lokale Haut- und Schleimhauterkrankungen werden durch Schmierinfektion hervorgerufen.

Inkubationszeit: 1–3 Tage.

Krankheitsbilder:

- Eine häufige Erkrankung durch Str. pyogenes ist die eitrige Mandelentzündung (Angina lacunaris). Die Übertragung erfolgt durch Tröpfcheninfektion, es treten nach etwa 2–4 Tagen Inkubationszeit ein „Schleimhautausschlag" (Enanthem) im Mund, Fieber, Halsschmerzen und Eiterstippchen an den Mandeln (Tonsillen) auf.
- Beim Scharlach kommt es neben der (oben beschriebenen) Mandelentzündung durch erythrogene Toxine zum Auftreten des typischen kleinfleckigen Hautausschlages (Exanthem) und zu vergrößerten, hochroten Papillen der Zungenschleimhaut (Himbeerzunge). Erythrogene Toxine verursachen durch Schädigung von Kapillaren das Durchtreten von Erythrozyten und die typischen hochroten Exantheme an der Haut und Enantheme an den Schleimhäuten. Der Ausschlag bei Scharlach beginnt üblicherweise im Bereich des Kopfes und des Halses, breitet sich auf den Rumpf und die Extremitäten aus und ist besonders deutlich im Bereich der Achseln und der Leisten ausgeprägt. Die Erkrankung wird durch Tröpfcheninfektion übertragen. Auffallend ist auch eine periorale (um den Mund auftretende) Blässe. Nach eini-

gen Tagen kommt es zur Abblassung des Hautausschlags und zur Abschuppung der Haut. Da vier verschiedene Scharlachtoxine gebildet werden können und der Organismus nur gegen das jeweilige Toxin eine Immunität entwickelt, kann man mehrfach an Scharlach erkranken.

Infektionen der Haut mit Str. pyogenes können sich als Eiterflechte (Impetigo contagiosa), als Rotlauf (Erysipel) oder als Phlegmone äußern:

- Die **Eiterflechte** tritt häufig im Gesicht auf, es kommt zur Ausbildung von eitrigen Pusteln und Krusten. Betroffen sind vor allem kleine Kinder, die Flechte tritt besonders in der Umgebung des Mundes auf.
- Beim **Rotlauf (Erysipel)** kommt es zu einer scharf begrenzten, hochroten Entzündung der obersten Hautschichten, die mit Schüttelfrost und hohem Fieber einhergeht. Die Eintrittspforte für den Erreger ist meist ein Mikrotrauma. Typischerweise kommt das Erysipel im Bereich des Unterschenkels und im Gesicht vor und neigt zu Rezidiven.
- Bei einer **Phlegmone** kommt es zu einer schweren, sich ausbreitenden, unscharf begrenzten Entzündung aller Hautschichten bis in die Subcutis und in darunterliegende Gewebsschichten, mit Befall der regionalen Lymphknoten. Sowohl beim Erysipel als auch bei der Phlegmone besteht die Gefahr der Ausbildung einer Sepsis.

- Breitet sich der Erreger entlang der Faszien in tiefere Gewebsschichten aus, besteht die Gefahr der seltenen, aber oft tödlich verlaufenden **nekrotisierenden Fasziitis**. Bei Lokalisation einer solchen nekrotisierenden Entzündung im Bereich des männlichen Genitales spricht man von einer **Fournier-Gangrän.**
- Gelangen Str. pyogenes im Rahmen einer Geburt auf die Wundflächen der Geburtswege, kann es zum gefürchteten **Kindbettfieber (Puerperalsepsis)** kommen.

Nichteitrige Folgeerkrankungen: Durch Antigen-Antikörper-Reaktionen nach Streptokokken-Infektionen, vor allem nach einer Tonsillitis und nach Scharlach, kann es zum Auftreten einer **akuten Glomerulonephritis** mit einer abakteriellen Entzündung der Glomerula bis zu chronischer Niereninsuffizienz, zum **akuten rheumatischen Fieber** mit Entzündungen von Gelenken und des Herzens (Pankarditis) und zu einer **Chorea minor** (Veitstanz) kommen. Beim Veitstanz handelt es sich um ein autoimmunologisches Geschehen im Gehirn, das vor allem Kinder betrifft und zu unkontrollierbaren Muskelbewegungen führt.

Komplikationen: Durch die Entstehung von Superantigenen besteht die Gefahr eines **Toxic-Shock-Syndroms**.

Diagnose: Zur Diagnose von Scharlach steht ein Antigen-Schnelltest zur Verfügung, der über einen Rachenabstrich erfolgt.

Der Erreger kann mittels Kultur auf Blutagar oder auch in Blutkulturen nachgewiesen werden.

Der Verdacht auf das Vorliegen eines rheumatischen Fiebers wird durch einen Anstieg von Antikörpern gegen Streptolysin O (sogenannter ASLO) wenige Wochen nach einer durchgemachten Scharlacherkrankung erhärtet.

Therapie: Penicillin ist das Mittel der Wahl, oral oder i. v., da es kaum zu Resistenzentwicklungen kommt.

> Bei Scharlach müssen Antibiotika über zehn Tage eingenommen werden, da es sonst zu schwerwiegenden Folgekrankungen kommen kann.

9.1.2.3 Streptokokkus agalactiae

Dieser grampositive, ebenfalls in Kettenform vorliegende Erreger kommt bei einigen Menschen asymptomatisch im Darm und in der Harnblase, bei Frauen vor allem in der Scheide vor. Unter bestimmten Umständen kann er jedoch zu schwerwiegenden Erkrankungen führen.

Bei **immunsupprimierten Menschen** können die Erreger Ursache von Harnwegsinfekten und Pneumonien bis hin zur Sepsis sein.

Eine besondere Rolle kommt Str. agalactiae jedoch im Rahmen von **Schwangerschaft und Geburt** zu. Bei einer Besiedelung der Geburtswege kann der Erreger während der Geburt auf das Kind übertragen werden, was teils lebensbedrohliche Folgen haben kann.

Bei der sogenannten **Early-Onset-Erkrankung** (early onset bedeutet so viel wie „früher Ausbruch") kommt es schon wenige Stunden bis Tage nach der Geburt zu einer Pneumonie oder einer Sepsis, die mitunter mit einer schweren Meningitis einhergehen kann. In der einschlägigen Fachliteratur werden Todesfälle von 50 % der betroffenen Kinder beschrieben.

Tritt eine Erkrankung erst eine Woche bis zu drei Monaten post partum auf, spricht man von einer **Late-Onset-Erkrankung.** In diesem Fall leiden die Kinder häufig an einer Hirnhautentzündung (Meningitis). Auch andere Erreger, wie beispielsweise Staphylokokken oder E. coli, können diese schwerwiegenden Erkrankungen verursachen.

Prophylaxe: Es ist empfehlenswert, vor der Geburt Vaginal- und Rektalabstriche der werdenden Mutter auf den Erreger zu untersuchen. Liegt eine Besiedelung vor, dann sollte die Mutter während der Geburt und das Kind unmittelbar nach der Geburt antibiotisch behandelt werden. In manchen Fällen ist auch an eine Kaiserschnittgeburt (Sectio) zu denken.

Therapie: Ampicillin in Kombination mit einem Aminoglykosid.

9.1.2.4 Enterokokken

Diese Erreger zeigen meist keine Hämolyse, sie können aber auch α- oder ß-hämolysierend sein. Sie kommen im Darm des Menschen vor und sind Teil der Normalflora. Verlassen sie allerdings ihre natürliche Umgebung, den Darm, dann können sie zu schweren Infektionskrankheiten wie aufsteigenden Harnwegsentzündungen führen. Nicht selten sind sie Ursache nosokomialer Infektionen und in der Folge einer Sepsis. Enterokokken sind unempfindlich gegen Cephalosporine, aber meist empfindlich gegen Ampicillin.

9.1.2.5 Streptokokkus pneumoniae – Pneumokokken

Pneumokokken kommen als sogenannte Diplokokken, also Doppelkokken, vor, die unbekapselt auch beim gesunden Menschen nachweisbar sind.

Ein wesentlicher Virulenzfaktor pathogener Pneumokokken ist das fakultative Vorhandensein einer Schleimkapsel (Polysaccharidkapsel), die den Erreger vor dem Immunsystem schützt und der dadurch ein hohes Infektionsrisiko aufweist. Pneumokokken ohne Schleimkapsel sind im Wesentlichen apathogen; sie kommen etwa bei der Hälfte der Menschen auf der Rachenschleimhaut vor.

Pneumokokkeninfektionen treten besonders im Kleinkindalter und bei Menschen jenseits des 50. Lebensjahres auf, eine Häufung von Krankheitsfällen ist in unseren Breiten in der kalten Jahreszeit zu beobachten.

Krankheitsbilder: Pneumokokken sind häufig Auslöser endogener Infektionen bei schwacher Immunabwehr, die von einer Besiedelung des Rachens ihren Ausgang nehmen, wie etwa eitrige Entzündungen der Nasennebenhöhlen (**Sinusitis**), des Mittelohres (**Otitis media**) und der Bindehaut des Auges (**Konjunktivitis**). Prinzipiell, wenn auch weitaus weniger häufig, ist eine Tröpfchenübertragung von Mensch zu Mensch möglich.

Pneumokokken rufen besonders bei Erwachsenen Lungenentzündungen (Pneumonien) hervor. Die Erreger können in der Folge die Alveolarwände durchdringen und so Ursache einer Sepsis und damit Streuung des Erregers über den Blutweg sein. Somit sind Pneumokokken die häufigsten Erreger einer eitrigen, oft lebensbedrohlichen Gehirnhautentzündung (**Meningitis**) bei Erwachsenen. Besonders gefährdet, eine **Pneumokokkensepsis** zu erleiden, sind über 60-Jährige, Menschen mit Asplenie (fehlender Milz) und chronisch Kranke. Für diese Bevölkerungsgruppen und für kleine Kinder wird eine Schutzimpfung dringend empfohlen!

Therapie: Penicillin, Cephalosporine.

Prophylaxe: Impfung bei Kleinkindern und gefährdeten Erwachsenen.

Pneumokokken verstecken sich unter einer Schleimkapsel vor dem Zugriff des Immunsystems. Sie können insbesondere für Menschen mit schwacher Abwehr, vor allem Kinder und alte Menschen, gefährlich werden.

9.2 Gramnegative Kokken – Neisseria

Neisserien sind aerobe Diplokokken (Doppelkokken). Zu ihnen zählen die Meningokokken und die Gonokokken.

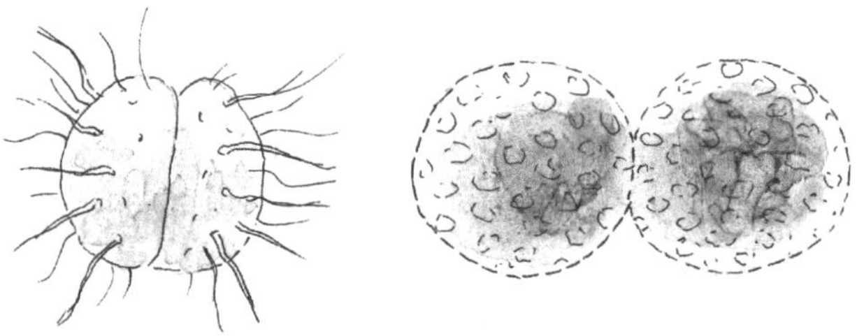

Abbildung 14: Diplokokken

9.2.1 Neisseria meningitidis – Meningokokken

Von den Meningokokken sind 13 verschiedene Serotypen bekannt, wobei die Gruppen A, B, C, W und Y mit einem typischen geografischen Verteilungsmuster am häufigsten vorkommen. In Mitteleuropa – und somit auch in Österreich – ist Serotyp B dominant; in Großbritannien ist es Serotyp C. Serotyp A tritt am häufigsten in Afrika südlich der Sahara im sogenannten subsaharischen Meningitisgürtel auf. Erkrankungen mit Meningokokken Typ B treten eher sporadisch auf, Typ A und C kommen epidemisch vor. In Europa liegt der Häufigkeitsgipfel der Erkrankung eindeutig im ersten Jahresviertel, kleine Kinder und Jugendliche erkranken am häufigsten.

Das Vorhandensein einer Polysaccharidkapsel bestimmt wiederum die Virulenz des Erregers.

Übertragung: Meningokokken kommen ausschließlich beim Menschen vor, sie werden im Rachen bei etwa 5–10 % der gesunden Bevölkerung gefunden. Diese gesunden Träger können Überträger der Erkrankung werden. Der Erreger wird durch Tröpfcheninfektion, allerdings nur über sehr kurze Distanzen, übertragen. In der Regel ist für die Übertragung ein enger Kontakt nötig. Schmierinfektionen sind ebenso möglich.

Inkubationszeit: 2–4 Tage.

Krankheitsbild Meningokokkenmeningitis: Meningokokken gelangen über den Rachenraum in die Blutbahn (Bakteriämie) und über diesen Weg zum Gehirn, wo sie eine eitrige Gehirnhautentzündung hervorrufen. Nach einer Inkubationszeit von wenigen Tagen kommt es nach unspezifischen Symptomen eines respiratorischen Infektes in etwa der Hälfte der Fälle zu einem schlagartigen spezifischen Krankheitsbeginn mit Kopfschmerzen, Nackensteifigkeit, Fieber und Gereiztheit. Betroffen sind häufig Kinder und Jugendliche, prinzipiell können aber alle Altersgruppen erkranken. Unbehandelt liegt die Letalität bei über 50 %, sonst bei 10 %.

Komplikationen: Im Rahmen einer **Meningokokkensepsis** kann es zum Endotoxinschock mit Verbrauchskoagulopathie (Verbrauch von Blutplättchen und Gerinnungsfaktoren) und dem Auftreten von Petechien bis hin zu großflächigen Haut- und Schleimhautblutungen, zu Nekrosen an Armen und Beinen, zu Nebennierenrindeninsuffizienz und einem Versagen der Funktion der Lungen und anderer Organe kommen. Diese als **Waterhouse-Friderichsen-Syndrom** bezeichnete Komplikation ist ein überaus besorgniserregendes Zustandsbild. Die Letalität liegt bei über 90 %.

Diagnose: mikroskopischer Erregernachweis und Kultur aus dem Liquor (Gehirnflüssigkeit) und dem Blut.

Prophylaxe: Impfstoffe gegen die Stämme A, C, W und Y sind schon lange auf dem Markt, 2013 wurde ein Impfstoff gegen Meningokokken der Serogruppe B zugelassen, er wird aber aufgrund nicht aureichender Evidenzlage nur Personen mit erhöhtem Krankheitsrisiko (Immundefekte, Asplenie, Personal im Kinderspital) verabreicht. In Österreich ist die Impfung gegen Meningokokken B jedoch eingeschränkt, nämlich für Kinder ab dem 2. Lebensmonat und für Jugendliche bis zum 18. Lebensjahr, empfohlen, aber kostenpflichtig.

Prophylaktische Antibiotikagaben werden an Kontaktpersonen von Erkrankten und an das betreuende medizinische Personal verabreicht.

24 Stunden nach Beginn einer erfolgreichen Therapie ist die Patientin in der Regel nicht mehr ansteckend.

Ein Verdacht, eine Erkrankung oder der Tod nach Meningokokkeninfektionen müssen an die Gesundheitsbehörde gemeldet werden.

Therapie: Antibiotika; intensivmedizinische Maßnahmen bei Komplikationen.

Nekrosen im Rahmen eines Waterhouse-Friderichsen-Syndroms machen häufig Amputationen notwendig.

> In Österreich sind Meningokokken des Serotyps B am häufigsten, 2013 wurde ein Impfstoff gegen diesen Stamm zugelassen.
>
> Für Pilgerreisen nach Mekka wird eine gültige Impfung gegen Meningokokken (ACWY) verlangt!

9.2.2 Neisseria gonorrhoeae – Gonokokken

Gonokokken sind im Gegensatz zu Meningokokken gänzlich unbekapselte Diplokokken, haften aber durch sogenannte Pili (kleine „Härchen") an der Schleimhaut des Urogenitaltraktes an. Sie dringen in die Epithelzellen ein, durchwandern diese und führen zu Entzündungen des Gewebes unterhalb der Epithelschicht, was letzendlich zu oberflächlichem Zellverlust und zu einem vermehrten Sekretfluss führt. Gonokokken rufen den Tripper oder die Gonorrhoe, die häufigste, aber „harmloseste" Geschlechtskrankheit, hervor.

Übertragung: Gonokokken werden durch engen Kontakt, vornehmlich durch Geschlechtsverkehr und während der Geburt, übertragen.

Inkubationszeit: wenige Tage bis 2 Wochen.

Krankheitsbild Gonorrhoe (Tripper): In der Regel kommt es bereits 2–7 Tage nach dem Sexualkontakt beim Mann zum Befall der Harnröhre (Urethritis) und bei der Frau zur Entzündung des Gebärmutterhalses (Zervizitis) und des Muttermundes. Häufig ist auch bei der Frau die Harnröhre, begleitet von Schmerzen beim Urinieren und Eiterbeimengungen im Urin, in Mitleidenschaft gezogen. Je nach Sexualpraxis kann auch die Schleimhaut des Rektums befallen sein. Bei der Frau kann es öfter als beim Mann zu symptomlosen Verläufen kommen, sie ist aber trotzdem ansteckend.

Beim Mann tritt durch den Befall der Harnröhre ein Brennen beim Urinieren und das typische Eitertröpfchen aus der Harnröhre am Morgen, das sogenannte „Bonjour-Tröpfchen" oder „Guten-Morgen-Tröpfchen", auf.

Bei der Frau ist häufig vermehrter Ausfluss aus der Scheide (Fluor vaginalis) das einzige Symptom.

Während der Geburt kann es zu einer eitrigen Infektion der Augen des neugeborenen Kindes kommen; diese Gonoblenorrhoe (Absonderung von Eiter) genannte **Neugeborenenkonjunktivitis** (Bindehautentzündung) kann unbehandelt auf die Hornhaut übergreifen und eine Blindheit zur Folge haben.

Komplikationen: Durch das Aufsteigen des Erregers kann es bei der Frau zu einer Entzündung der Gebärmutter, zu einer entzündlichen Verklebung der Eileiter und in der Folge zur Unfruchtbarkeit kommen. Die Gefahr für Eileiterschwangerschaften steigt durch die teilweise Einengung der Tuben.

Beim Mann können die Erreger über die Harnröhre aufsteigen, diese durch Vernarbungen einengen und zu Entzündungen der Prostata und der Nebenhoden führen.

Dringen die Erreger in die Blutbahn ein, steigt das Risiko einer Gonokokkensepsis; in der Folge kann es zu einer reaktiven Entzündung der Gelenke (Arthritis) und der Herzklappen (Endokarditis) kommen.

Diagnose: mikroskopischer Erregernachweis, Kultur auf Spezialmedien, PCR-Nachweis.

Therapie: Antibiotika; der Erreger ist häufig resistent gegen Penicillin.

Prophylaxe: Verwendung von Kondomen.

Crede-Prophylaxe: Silbernitrattropfen oder antibiotikahaltige Lösungen werden zur Vermeidung einer Konjunktivitis unmittelbar nach der Geburt in den Bindehautsack der Neugeborenen geträufelt. Da Silbernitrat die Bindehaut des Neugeborenen reizt, wird heute der Prophylaxe mit antibiotischen Augentropfen oder -salben der Vorzug gegeben.

Gonokokken rufen den Tripper, die häufigste, aber auch „harmloseste" Geschlechtskrankheit, hervor.

9.2.3 Moraxella

Moraxella sind eine Gruppe unterschiedlicher gramnegativer Diplokokken, die als Kommensalen auf der Haut und auf den Schleimhäuten des Menschen angesiedelt sind und bei reduzierter Immunitätslage zu Atemwegserkrankungen und anderen opportunistischen Infektionskrankheiten führen können.

Hervorzuheben ist Moraxella catarrhalis, welche besonders im Kindesalter Mittelohrentzündungen, Nebenhöhlenentzündungen, Kehlkopfentzündungen und Bronchitiden hervorrufen kann. Auch bei COPD-Patienten scheinen sie für wiederkehrende Entzündungen der Bronchien und der Lunge verantwortlich zu sein.

Da häufig Resistenzen gegen Antibiotika bestehen, ist bei einer Erkrankung durch Moraxella eine Kombinationstherapie angezeigt.

10 Bakterien – Stäbchenbakterien

Auch bei den Stäbchenbakterien unterscheiden wir grampositive und gramnegative Keime.

Tabelle 4: Übersicht grampositive Stäbchenbakterien

Grampositive, fakultativ anaerobe Stäbchen	Grampositive, aerobe Stäbchen	Grampositive, anaerobe Stäbchen
Corynebakterien C. diphtheriae Listerien L. monocytogenes	Mycobakterien M. tuberculosis M. bovis M. leprae MOTT Bacillus B. anthracis	Actinomyceten Lactobacillen Clostridien C. tetani C. botulinum C. difficile C. perfringens

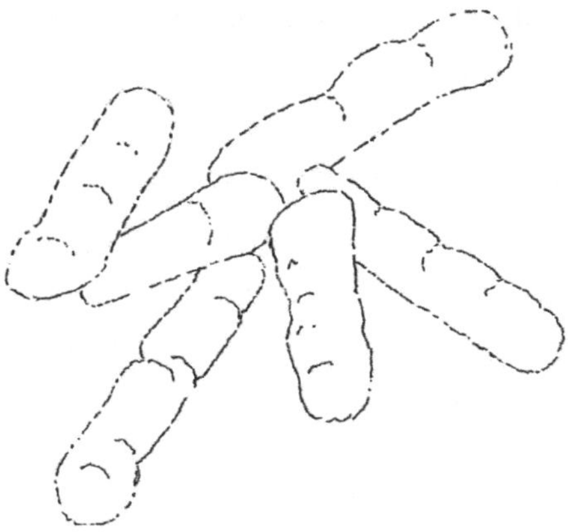

Abbildung 15: Stäbchenbakterien

10.1 Grampositive Stäbchen

Viele grampositive Stäbchenbakterien können unter ungünstigen Umweltbedingungen Sporen bilden. Sporen können bei reduzierter Stoffwechselaktivität auch in widrigsten Umgebungen Jahrzehnte überleben, im Falle des Eindringens in einen lebenden Organismus wieder in die aktive Form übergeführt werden und großteils lebensbedrohliche Erkrankungen hervorrufen.

Einige dieser Erreger bilden Gifte (Toxine), die letztlich für den Verlauf der Erkrankung verantwortlich sind. Gegen einige dieser Toxine stehen Antitoxine, Immunglobuline, zur Verfügung, die therapeutisch eingesetzt werden. Diese Therapien sind jedoch nur bei frühzeitiger Verabreichung erfolgversprechend.

Bei der Darstellung der grampositiven Stäbchenbakterien werden wir der Tatsache, ob diese Sporen bilden oder nicht, folgen. Als dritte Gruppe werden die säurefesten Stäbchenbakterien, die Erreger der Tuberkulose und der Lepra besprochen.

Nicht sporenbildende grampositive Stäbchen
Zu dieser Gruppe zählen die Corynebakterien, die Listerien und die Actinomyceten. Kurz erwähnt werden auch die Lactobacillen, die keinen Krankheitswert besitzen, ihr Vorkommen auf Schleimhäuten ist jedoch bedeutend für die Gesundheit.

10.1.1 Corynebakterium diphtheriae

Corynebakterien sind Keulenbakterien. Diese fakultativ anaeroben Stäbchen zeigen an ihren Enden keulenartige Auftreibungen. Viele dieser Corynebakterien sind apathogen, gehören zur Normalflora der Haut und Schleimhäute; andere wiederum verursachen schwere Erkrankungen. Der wichtigste Vertreter dieser Art ist das **Corynebakterium diphtheriae**, ein Erreger, der nur beim Menschen vorkommt und die Diphtherie oder den echten Krupp verursacht.

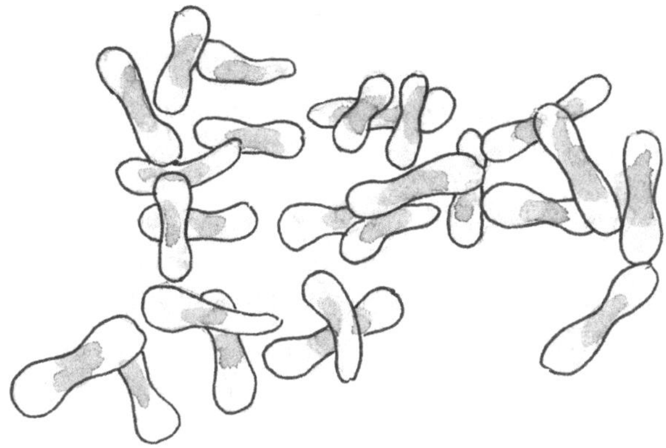

Abbildung 16: Keulenbakterien

Übertragung: Der Mensch ist das einzige Reservoir, der Erreger wird durch Tröpfcheninfektion oder durch Kontakt mit vorgeschädigter Haut übertragen.

Inkubationszeit: 2–6 Tage.

Krankheitsbild Diphtherie: Die Ansteckung mit der Erkrankung erfolgt von Mensch zu Mensch, wobei gesunde Geimpfte als Überträger fungieren. Die Keime erzeugen das **Diphtherietoxin**, das die eigentliche krankmachende Ursache darstellt. Die Übertragung durch Geimpfte ist deshalb möglich, da die Impfung nur gegen das Toxin schützt, aber nicht vor dem Erreger an sich. Da der Keim ziemlich resistent gegen Umwelteinflüsse ist, kann die Übertragung unter Umständen auch durch Gegenstände stattfinden.

- **Rachendiphtherie:** Wenige Tage nach der Infektion kommt es an der betroffenen Schleimhaut durch die Toxinwirkung zum Auftreten einer fibrinös-nekrotisierenden Entzündung und zur Ausbildung sogenannter Pseudomembranen, die fest mit der Schleimhaut verbunden sind und beim Ablösen Blutungen hervorrufen. Diese weißlichen Membranen können gemeinsam mit dem Anschwellen der betroffenen Schleimhaut zu Atemnot (Krupp) und zu Erstickungsanfällen führen.

Durch Einschwemmen des Toxins in den Organismus kann es zu einem schweren systemischen Krankheitsverlauf mit hohem Fieber, zu Nervenlähmung und einer Herzmuskelentzündung (Myokarditis) kommen. Schwere Verläufe führen durch Atemlähmung und Herzversagen mitunter zum Tod.

- **Haut- und Wunddiphtherie:** Der Erreger kann an der vorgeschädigten Haut zu Geschwüren mit typischem weißem Wundrand führen. Diese Erkrankung tritt in tropischen Entwicklungsländern mit geringem hygienischen Standard auch nach kleinsten Verletzungen auf, bei uns kommt sie selten und nur nach Reisen in diese Länder vor. Unter Umständen kann die Wunddiphtherie eine Erregerquelle für die Rachendiphtherie sein.

Diagnose: mikroskopischer Erregernachweis und Kultur von Abstrichen, die in der Tiefe unter den ausgebildeten Membranen von der Schleimhaut entnommen werden müssen. Zusätzlich Nachweis des Toxins.

Prophylaxe: Impfung. Da es sich um einen Impfstoff handelt, der sich gegen das Toxin richtet, wird im Kindesalter mehrmals geimpft, im Erwachsenenalter sollte alle 10 Jahre eine Auffrischungsimpfung verabreicht werden.

Therapie: frühzeitige Gabe von Immunserum (Antitoxinen), gewonnen aus Pferdeserum; Antibiotikatherapie.

Das Auftreten der Diphtherie korreliert mit der Durchimpfungsrate der Bevölkerung. Nach Zusammenbruch des Gesundheitswesens beim Zerfall der Sowjetunion konnte bald ein Ansteigen der Krankheitsfälle beobachtet werden.

10.1.2 Listerien

Diese grampositiven Stäbchen, die ebenfalls keine Sporen bilden, kommen ubiquitär (allgegenwärtig, überall verbreitet) in der Umwelt und im Darm von Tieren und auch Menschen vor. Der wichtigste Vertreter ist **Listeria monocytogenes**.

Der Erreger wird vor allem durch nicht erhitzte Lebensmittel, wie Rohmilch und Rohmilchkäse, Rohwurst und kalt geräucherten Fisch, aber auch durch verunreinigtes Gemüse, in erster Linie abgepackte Fertigsalate, übertragen. Beachtenswert ist, dass Listerien auch gut bei Kühlschranktemperatur und in vakuumverpackten Lebensmitteln wachsen.

Listerien befallen aktiv Epithelzellen und vermehren sich in diesen, wodurch sie die erste Abwehrschranke überwinden. Sie werden zwar von Makrophagen phagozytiert, werden in ihnen aber nicht zerstört. So gelangen sie in unterschiedliche Organe des Organismus, befreien sich aus den Fresszellen und besitzen somit die Fähigkeit, von Zelle zu Zelle zu gelangen, ohne dass das Immunsystem reagiert. Diese Fähigkeit macht sie auch für Ungeborene sehr gefährlich, da sie auf diesem Wege die Plazentaschranke überwinden.

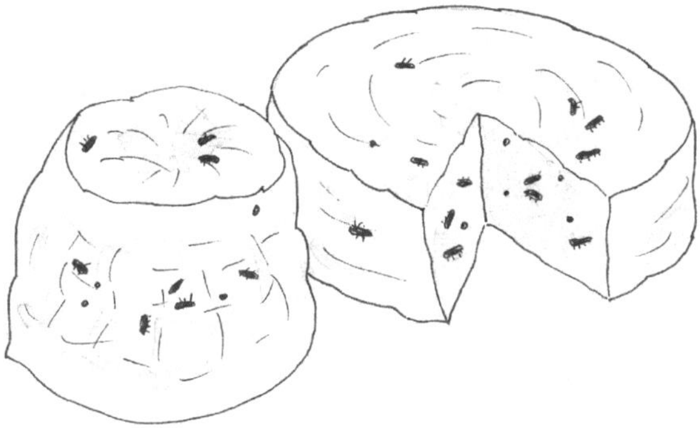

Abbildung 17: Listerien in Rohmilchkäse

Übertragung: Die Übertragung erfolgt über kontaminierte Lebensmittel, die vornehmlich auch roh genossen werden und deren Ausgangsprodukte nur ungenügend erhitzt wurden, wie rohes Fleisch (Tartar), Rohwurst, Räucherfisch, Rohmilchkäse, abgepackte Fertigsalate und Ähnliches.

Inkubationszeit: Eine lokale Magen-Darm-Infektion tritt schon wenige Stunden nach Genuss des Lebensmittels auf, eine Allgemeinerkrankung wie die Listeriose erst nach Tagen bis Wochen.

Krankheitsbilder:

- **Gastroenteritis:** Auch Menschen mit gutem Immunsystem können nach Genuss befallener Lebensmittel mit Fieber, Durchfall und Erbrechen erkranken.
- **Listeriose:** Die Listeriose zeigt unterschiedliche Verläufe. Bei immunkompetenten Menschen verläuft die Erkrankung harmlos, ähnlich einem grippalen Infekt. Bei immunschwachen älteren oder kranken Personen kann es im Rahmen einer Sepsis zum Auftreten einer lebensbedrohenden Meningoenzephalitis, einer Entzündung des Gehirns und der Hirnhäute, kommen. Es können zahlreiche andere Organe im Sinne einer granulomatösen Entzündung mitbeteiligt sein, die Letalität ist hoch. In Österreich sind 2009 sieben Menschen an Listeriose verstorben, nachdem sie kontaminierten Quargel verzehrt hatten.
- **Neonatale Listeriose:** Gefährlich sind die Erreger auch für das ungeborene und neugeborene Kind, wenn sich die Mutter während der Schwangerschaft mit Listerien infiziert. Je nach Erkrankungszeitpunkt versterben betroffene Kinder vor der Geburt oder das Neugeborene leidet an schweren Erkrankungen mit Befall der Hirnhäute (Meningitis), der Leber (Hepatitis) und der Lunge (Pneumonie).

Diagnose: Kultur aus Blut, Liquor und anderen Körperflüssigkeiten, PCR, Antikörper-Nachweis.

Prophylaxe: Abkochen von Lebensmitteln vor dem Verzehr für immunschwache Personen und Schwangere, vakuumverpackte Lebensmittel möglichst nicht lange aufbewahren. Pasteurisieren von Lebensmitteln.

Therapie: Antibiotika.

> Das Aufbewahren von Rohmilchprodukten und vakuumverpackten (rohen) Lebensmitteln im Kühlschrank kann das Listerienwachstum nicht verhindern! Solche Lebensmittel sollten schnell verzehrt werden.

10.1.3 Aktinomyceten

Aktinomyceten sind anaerobe, nicht sporenbildende Stäbchenbakterien, die aufgrund ihres verzweigten Wachstums, welches an ein Pilzmycel erinnert, fälschlich auch als „Strahlenpilze" bezeichnet werden. Es handelt sich aber um Bakterien!

Es gibt mehrere Arten von Actinomyceten, der für den Menschen bedeutsamste ist aber **Actinomyces israeli**, welcher der Normalflora der Mundhöhle angehört.

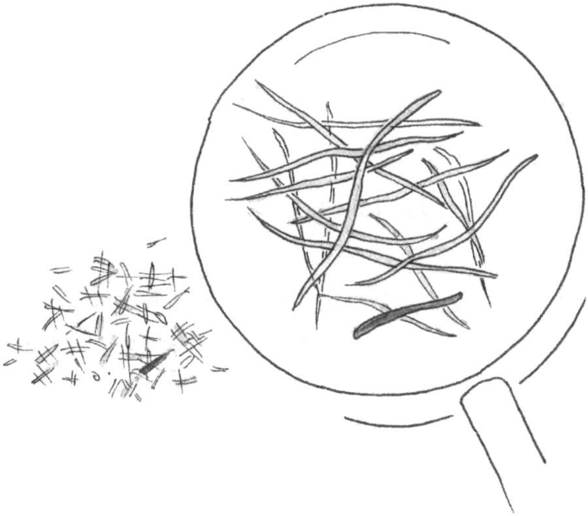

Abbildung 18: Aktinomyceten

Krankheitsbilder:

- **Zervikofaziale Aktinomykose:** Der Erreger kommt immer in Gesellschaft anderer Keime, besonders aerober Keime, welche in seiner Umgebung Sauerstoff verbrauchen, vor. So wird das für seine Vermehrung notwendige anaerobe Milieu geschaffen. Von der Mundschleimhaut ausgehend bilden sich zunächst derbe, entzündliche Herde in der Subkutis des Gesichtes und des Halses. Aufgrund der Mischinfektion mit anderen Erregern entstehen eitrige, sich fistelartig verbreitende, hartnäckige Abszesse. Typisch sind sogenannte Drusen, harte Körnchen aus Bakterien und Leukozyten, welche mit dem Eiter entleert werden. Aufgrund der Fistelbildung kann es zu entstellenden Narben kommen.

- Andere Erkrankungsformen betreffen die Haut anderer Körperareale (**kutane Aktinomykose**), die Atemorgane, besonders die Lunge (**thorakale Aktinomykose**), oder den Darm (**abdominelle Aktinomykose**).

Diagnose: Drusen im Eiter, PCR, kultureller Nachweis ist sehr schwierig.

Therapie: Antibiotika über mehrere Wochen, chirurgische Sanierung der Fisteln.

Die Erkrankung neigt in hohem Maße zu Rezidiven.

10.1.4 Laktobacillen

Laktobacillen zählen zu den Milchsäurebakterien, sie wandeln Zucker in Milchsäure um.

Der Erreger ist apathogen, also für den gesunden Menschen gänzlich ungefährlich, im Gegenteil, er verhindert durch die Bildung besonderer Eiweiße, die Bacteriocine, die Vermehrung zahlreicher pathogener Keime auf menschlichen Schleimhäuten.

So findet man sie als Bestandteile der sogenannten Döderleinflora in der Scheide oder im Magen-Darm-Trakt.

Laktobacillen werden als Probiotika in Form von Scheidenzäpfchen besonders bei Pilzinfekten der Scheide, in Kapselform, als Pulver bei Durchfall oder nach Antibiotikatherapie verabreicht. Sie unterstützen die physiologische Darmflora, stärken das Immunsystem und wirken auch allergischen Hauterkrankungen (Neurodermitis) entgegen.

Ganz nebenbei sei erwähnt, dass sie in der Lebensmittelindustrie für die Säuerung von Milchprodukten, das Fermentieren von Gemüse (Sauerkraut) und für die Herstellung von Sauerteig eine wesentliche Rolle spielen.

Sporenbildende grampositive Stäbchen

10.1.5 Clostridien

Clostridien sind obligat anaerobe Bakterien, die unter ungünstigen Umweltbedingungen Sporen bilden und in dieser Form lange überleben können. Diese Erreger kommen ubiquitär (allgegenwärtig, überall verbreitet), besonders im Erdreich, vor; Clostridium difficile und Clostridium perfringens findet man in der Darmflora bei Mensch und Tier.

Clostridium tetani und Clostridium botulinum bilden Neurotoxine, also Gifte, die das Nervensystem angreifen.

10.1.5.1 Clostridium tetani

Dieses grampositive Stäbchenbakterium ist überall in der Erde und im Straßenstaub als Spore zu finden, es kommt auch im Stuhl von Pferden und seltener von Rindern vor. Gelangen Sporen über eine Wunde in den Organismus, wandeln sich diese in ihre vegetative Form um, vermehren sich an der Eintrittsstelle und beginnen ein Exotoxin zu bilden. Dieses Toxin gelangt über den Blutweg in den Organismus, während der Erreger an der Eintrittsstelle verbleibt. Das Tetanustoxin gelangt letztlich an die motorischen Endplatten, wandert entlang der Nerven zu den motorischen Vorderhornzellen des Rückenmarks und blockiert dort die Freisetzung hemmender Transmittersubstanzen, wodurch es zu einer Übererregbarkeit und somit zu Spasmen (Krämpfen) der Muskulatur kommt.

Übertragung: Verletzungen durch mit Erde verschmutzte Gegenstände oder Wunden, die mit Erde in Berührung kommen, sind häufig Ausgangspunkt für eine Infektion. Besonders günstig sind natürlich anaerobe (sauerstoffarme) Wundverhältnisse, wie tiefliegende Wunden oder auch Verletzungen durch Holzschiefer oder Ähnliches, die die Erreger in tiefere (sauerstoffarme) Gewebsschichten bringen. Auch zusätzliche Verunreinigungen mit Keimen, die Sauerstoff verbrauchen, begünstigen die Vermehrung des Tetanuserregers.

Inkubationszeit: wenige Tage bis mehrere Wochen; die Inkubationszeit korreliert mit der Schwere des Krankheitsverlaufes; eine kurze Inkubationszeit weist auf eine höhere Toxinkonzentration und eine schlechte Prognose hin.

Krankheitsbild Tetanus – Wundstarrkrampf: Der Erreger produziert nach Eindringen in den Körper Exotoxine, die entlang der Nervenbahnen mit einer Geschwindigkeit von etwa 5 mm pro Stunde in Richtung Zentralnervensystem wandern. Durch den Befall der motorischen Vorderhornzellen im Rückenmark und der motorischen Hirnnerven kommt es zu tonischen Krämpfen (Dauerkrämpfen) und einer typischen Symptomentrias:

Der **Risus sardonicus (Teufelsgrinsen)** entsteht durch Verkrampfung der mimischen Muskulatur des Gesichtes, der **Trismus (Kiefersperre)** ist das Resultat des Befalls der Kaumuskulatur und der **Opisthotonus** zeigt sich in einem stark durchgebogenen Rücken durch tonische Krämpfe der Rückenmuskulatur. Die Extermitätenmuskulatur ist üblicherweise nicht betroffen, das Bewusstsein bleibt erhalten. Der Tod tritt häufig durch Ersticken, infolge spastischer Lähmungen der Interkostalmuskulatur und des Zwerchfells, ein. Die Letalität ist hoch und liegt auch bei intensivmedizinischen Maßnahmen bei etwa 20 %.

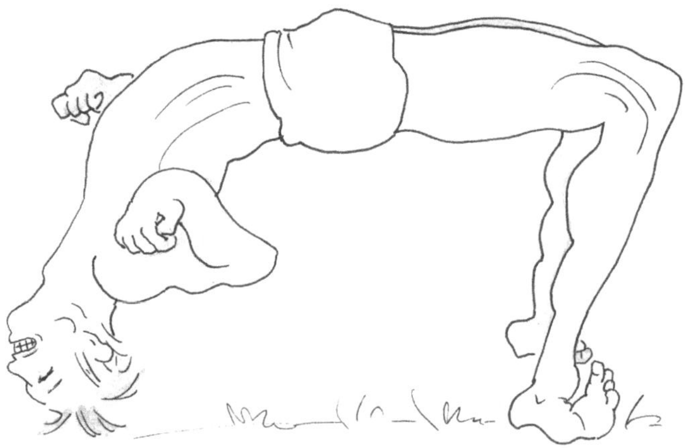

Abbildung 19: Opisthotonus bei Tetanus

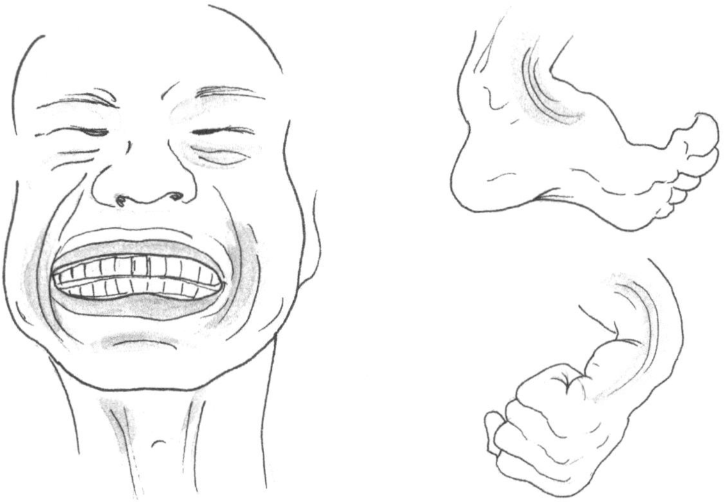

Abbildung 20: Teufelsgrinsen und Spasmen bei Tetanus

Neugeborenentetanus: In Ländern mit geringer Impfrate kommen Kinder mit fehlendem Nestschutz (keine Antikörper von der Mutter) auf die Welt, was bei mangelhaften hygienischen Bedingungen zu Infektionen über die Wunde der Nabelschnur führen kann. Die Kinder erkranken in den ersten Lebenswochen an Tetanus.

Prophylaxe: Impfung nach Kinderimpfplan, ab dem 18. Lebensjahr Auffrischung alle zehn Jahre.

Bei unklarer Immunität wird im Verletzungsfall aktiv und passiv simultan geimpft.

Therapie: sofortige Gabe von Tetanus-Immunglobulin (Antitoxin) und Antibiotika; diese Maßnahmen können zwar die Vermehrung des Erregers hemmen, Toxine, die bereits in den Nervenzellen zirkulieren, können so aber **nicht** zerstört werden. Offene chirurgische Wundversorgung, da Sauerstoff an die Wunde kommen muss, um die anaeroben Wundverhältnisse zu verhindern; intensivmedizinische Maßnahmen (Beatmen).

(Das Pfeilgift Curare wird angewandt, um die Muskulatur zu entspannen.)

Tetanuserreger lauern überall in der Umwelt, sie überleben als Sporen selbst ungünstigste Bedingungen. Ein ausreichender Impfschutz ist auch bei uns unbedingt notwendig.

10.1.5.2 Clostridium botulinum

Bei diesem ubiquitär vorkommenden Erreger handelt es sich wiederum um ein grampositives Stäbchenbakterium, das gut als Spore außerhalb des Körpers überleben kann. Da diese Sporen hitzestabil sind, findet man sie gelegentlich in ungenügend erhitzten Speisen, wie Konserven, aber auch in Wurstwaren, mariniertem Fisch oder Rohschinken. Unter ungünstigen Bedingungen entstehen vegetative Erreger, welche ihr Gift in die Lebensmittel abgeben. Das Toxin selbst ist hitzelabil und zerfällt bei längerem Kochen.

Ebenso wie der Tetanuserreger bildet Cl. botulinum Neurotoxine (Gifte, die das Nervensystem angreifen), die jedoch peripher die Motoneurone blockieren und im Gegensatz zu Tetanus schlaffe Lähmungen hervorrufen. Bei dem vom Erreger produzierten Exotoxin (Botox) handelt es sich um das stärkste bekannte bakterielle Gift.

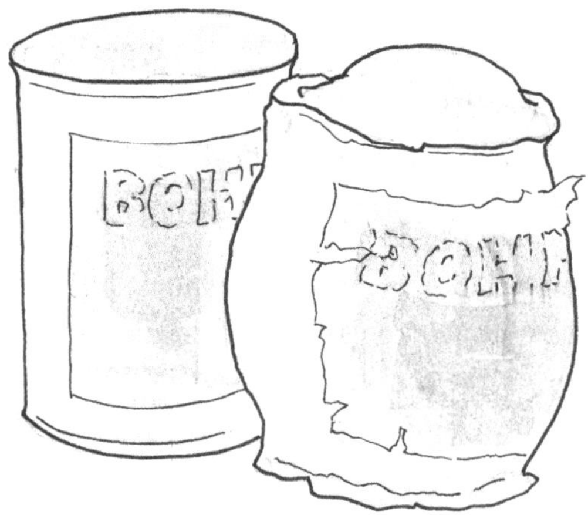

Abbildung 21: Bombierte Konservendose

Übertragung: Die Toxine werden oral über kontaminierte Lebensmittel aufgenommen und gelangen über das Blut an die motorischen Nervenzellen. Besonders der Inhalt bombierter Konservendosen oder Verpackungen ist verdächtig auf Kontamination, da der Erreger Gase produziert.

Auch bei dieser Erkrankung geht die Gefahr vom Toxin aus, das sich im Körper ausbreitet.

Unter Umständen gelangen die Sporen der Erreger aber auch über Wunden in den menschlichen Organismus und entwickeln sich unter anaeroben Bedingungen zum Toxin-bildenden Erreger weiter. Da Sporen auch im Honig und in naturbelassenen Lebensmitteln vorkommen können und im Darm von Säuglingen aufgrund der unreifen Darmflora keimen, muss Honig bei kleinen Kindern unbedingt gemieden werden!

Inkubationszeit: 1–8 Tage ab dem Genuss toxinhältiger Lebensmittel.

Krankheitsbild Botulismus: Dieser Erkrankung liegt primär eine Vergiftung durch kontaminierte Lebensmittel zugrunde. Das Gift gelangt über den Blutweg an die motorischen Endplatten des peripheren Nervensystems und verursacht schlaffe Lähmungen im ganzen Körper. Häufig kommt es zu Beginn der Erkrankung zu Lähmungen der Augenmuskeln mit Auftreten von Doppelbildern. Zusätzlich können die Kehlkopfmuskulatur mit Schluck- und Sprechstörungen und die Blasen- und Darmmuskeln mit Entleerungsstörungen in Mitleidenschaft gezogen sein. Der Befall der Atemmuskulatur führt häufig zur Atemlähmung und so zum Tod.

Wundbotulismus, Säuglingsbotulismus: Hierbei handelt es sich um Infektionskrankheiten, wobei der Erreger in den Organismus gelangt und vor Ort mit der Toxinsynthese beginnt.

Prophylaxe: Das Toxin kann durch 15-minütiges Kochen zerstört werden, der Inhalt bombierter Konservendosen ist aber auch dann nicht zum Genuss geeignet! Honig und naturbelassene Lebensmittel sollten bei Kleinkindern vermieden werden! Für ältere Kinder und Erwachsene ist Honig unbedenklich.

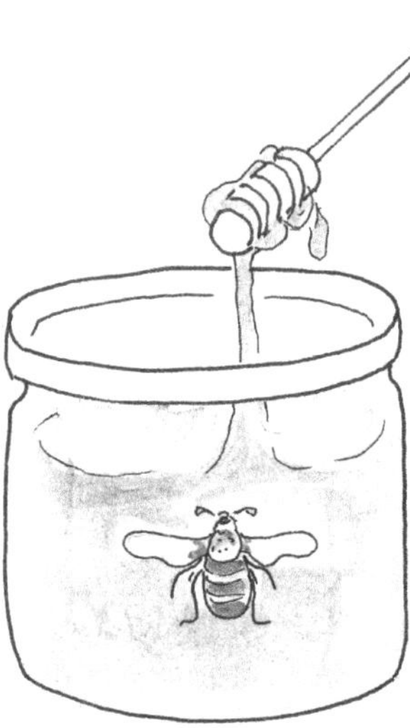

Abbildung 22: Botulismussporen im Honig

Therapie: Immunglobuline (Antitoxine) und Antibiotika zeigen nur Wirkung, solange das Toxin die Nervenzellen nicht erreicht hat. Die Therapie muss daher frühzeitig, schon beim geringsten Verdacht, beginnen! Da die Erkrankung selten auftritt, wird die Diagnose häufig leider erst spät gestellt.

Symptomatische und intensivmedizinische Behandlung (wie Beatmung) ist häufig angezeigt.

Die Letalität ist trotz Therapie hoch.

Das Botulismustoxin wird auch therapeutisch bei spastischen Lähmungen, zur Hemmung der Schweißdrüsen bei übermäßigem Schwitzen und in der kosmetischen Medizin zur Glättung von Falten durch Lähmung der mimischen Muskulatur verwendet.

Der Inhalt bombierter Konservendosen ist verdächtig auf Clostridium botulinum und daher unbedingt zu entsorgen! Kleine Kinder dürfen wegen der Gefahr, an Botulismus zu erkranken, keinen Honig erhalten.

10.1.5.3 Clostridioides difficile

Seit 2016 trägt der Erreger den Namen Clostridioides statt Clostridium difficile, da nach genauer Sequenzierung (Genanalyse) eine Abgrenzung gegen Clostridien angebracht erschien.

Auch dieser Erreger ist ein grampositives, anaerobes Stäbchen, das Toxine und Sporen bildet, die sogar Sauerstoff tolerieren. Clostridioides difficile kommt aber anders als die beiden vorhergehenden Arten als Kommensale an der Darmschleimhaut von Mensch und Tier vor. Man findet ihn zudem in der Erde und im Wasser von Flüssen und Seen.

Bis zu 5 % der gesunden Erwachsenen und etwa 80 % der Säuglinge tragen diesen Erreger als natürlichen Darmkeim in sich. Der Prozentsatz erwachsener Keimträger erhöht sich bei Krankenhausaufenthalten und verabreichter Antibiotikatherapie auf bis zu 40 %!

Problematisch wird der Erreger bei Personen, die nach (stationärer) Antibiotikatherapie über einen längeren Zeitraum durch Zerstörung der übrigen schützenden Darmflora mit einer Vermehrung des Keimes reagieren und eine durch seine Toxine hervorgerufene Durchfallerkrankung entwickeln. Der Erreger ist hochinfektiös, die Sporen werden mit dem Stuhl ausgeschieden. Bei Diarrhoen nach Antibiotikatherapie und bei längeren Durchfällen ohne andere bekannte Ursache sollte der Stuhl auf Cl. difficile untersucht werden.

Übertragung: fäkal-oral, Schmierinfektion über medizinisches Personal oder kontaminierte Gegenstände im Krankenhaus. Da infizierte Personen reichlich Bakterien und Sporen mit dem Stuhl ausscheiden, ist die Übertragung durch Schmierinfektion naheliegend. In Krankenhäusern besteht zudem die Gefahr, dass der Erreger durch das Pflegepersonal oder kontaminierte Gegenstände an andere weitergegeben wird.

Inkubationszeit: Da der Erreger als Kommensale auf der Darmschleimhaut vorkommt, ist eine sichere Inkubationszeit kaum anzugeben; Symptome können allerdings schon wenige Tage, aber auch erst Wochen nach einer Antibiotikatherapie auftreten.

Krankheitsbild antibiotikaassoziierte pseudomenbranöse Kolitis: Es kommt zum Auftreten wässriger, übelriechender, manchmal blutiger Durchfälle mit kolikartigen Bauchschmerzen und Fieber. Es besteht die Gefahr von tödlich verlaufenden Darmperforationen.

Die Letalität liegt bei etwa 2 %, kann bei alten, kranken Menschen aber auf bis zu 40 % ansteigen.

Besonders gefährdet sind Personen, die stationär Antibiotika erhalten, über 65 Jahre alt sind und an Magen-Darm-Erkrankungen oder anderen schweren Grunderkrankungen leiden.

Diagnose: Stuhlkultur, Toxinnachweis.

Therapie: Sofortiges Absetzen der Antibiotikatherapie, wenn dies aufgrund der Erkrankung möglich ist. Bestehen die Durchfälle auch einige Tage danach, muss wiederum mit einer gegen den Erreger wirksamen Antibiotikatherapie begonnen werden (Metronidazol, Vancomycin).

Es besteht Meldepflicht, die Patientinnen sollten isoliert werden.

> Menschen, die nach Antibiotikaeinnahme Durchfall entwickeln, könnten an einer Infektion mit Clostridioides difficile erkrankt sein.

10.1.5.4 Clostridium perfringens

Auch dieses grampositive, anaerobe Stäbchenbakterium kommt ubiquitär im Erdreich vor, ist aber auch Bestandteil der physiologischen Darmflora beim Menschen. Der Erreger kann einerseits durch Exotoxine lebensbedrohliche Erkrankungen wie den Gasbrand hervorrufen, andererseits kann er durch die Produktion von Enterotoxinen die Ursache von Lebensmittelvergiftungen sein.

Inkubationszeit: wenige Stunden bis 2 Tage.

Krankheitsbild Gasbrand: Der Erreger (oder seine Spore) kann durch schwere traumatische Gewebsdefekte, wie Schuss- oder Stichwunden, aber auch durch banale Verletzungen oder Darmperforationen als Folge von Darmkarzinomen in den menschlichen Körper gelangen und sich unter anaeroben Bedingungen vermehren. Im betroffenen Gewebe kommt es zu einem schmerzhaften, übel-faulig riechenden Zerfall der Muskulatur, die an das Aussehen von gekochtem Schinken erinnert, und zu Gasbildung. Die Gasbildung im Gewebe führt zu sogenannten Krepitationen, einem typischen Knistern. Der Erreger breitet sich schnell im Gewebe aus, wodurch es zu ausgedehnten Muskelnekrosen kommt, die großzügige Amputationen notwendig machen.

Das Einschwemmen der Toxine in den Organismus führt zu schweren Allgemeinsymptomen bis zum Herz-Kreislauf-Stillstand. Die Erkrankung zeigt häufig einen fulminanten Verlauf und endet oft mit dem Tod.

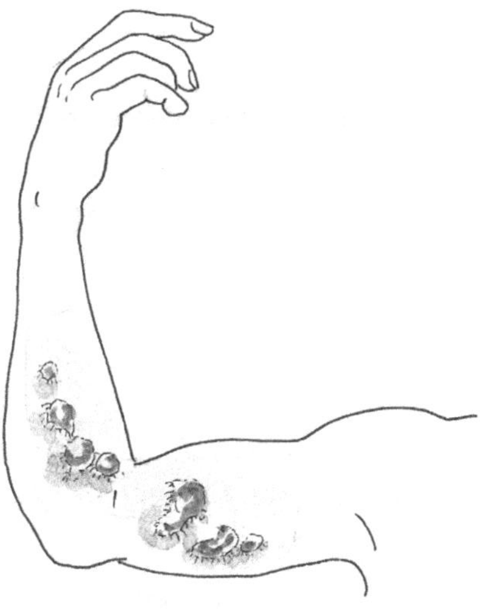

Abbildung 23: Blasenbildung und Nekrosen bei Gasbrand

Lebensmittelvergiftung durch Gasbrandtoxine: Werden vorgekochte Lebensmittel ungekühlt oder zu spät gekühlt aufbewahrt und wiederholt aufgewärmt verzehrt, können durch Toxine (Enterotoxine) von Cl. perfringens Darmerkrankungen mit flüssigen kolikartigen Durchfällen auftreten. Häufig verlaufen diese Erkrankungen leicht und ohne Therapie selbstlimitierend, aber es gibt auch schwerere Verläufe, die insbesondere für alte Menschen und für Kinder durch den Verlust von Flüssigkeit und Elektrolyten durchaus bedrohlich werden können. Auf eine ausreichende Zufuhr von Flüssigkeit und die Substituierung fehlender Elektrolyte ist, wie immer in solchen Fällen, zu achten!

Therapie Gasbrand: Die chirurgische Entfernung des nekrotischen Gewebes und die Spaltung von Muskelfaszien ist unumgänglich. Um die Ausbreitung des Erregers einzudämmen, ist es notwendig, für aerobe Wundbedingungen zu sorgen.

Daneben werden Antibiotika verabreicht. Ein frühzeitiges Erkennen der Erkrankung kann Betroffene vor entstellenden chirurgischen Eingriffen bewahren und ihr Leben retten!

Bei Verdacht auf Gasbrand muss schnell gehandelt werden!

Bei starken Schmerzen nach banalen Weichteilverletzungen sollte immer frühzeitig an die Möglichkeit eines sich entwickelnden Gasbrandes im Gewebe gedacht werden. Eine schnell einsetzende Therapie kann schlimme Folgen verhindern.

10.1.6 Bacillus anthracis

Die Milzbranderreger sind grampositive, aerobe Stäbchen, die Sporen bilden und überall im Erdreich zu finden sind. Sie werden von erkrankten pflanzenfressenden Tieren auf den Menschen übertragen und befallen in unseren Breiten daher hauptsächlich Tierärzte, Landwirtinnen und Fleischhauer. Die Erkrankung ist meldepflichtig und gilt als Berufskrankheit.

In Afrika und Asien, aber auch in der Türkei und in Griechenland ist die Erkrankung wesentlich häufiger anzutreffen als im restlichen Europa.

Milzbrand wird durch ein vom Erreger gebildetes Exotoxin ausgelöst.

Inkubationszeit: wenige Stunden bis wenige Tage.

Krankheitsbild Milzbrand (Anthrax): Je nach Eintrittspforte unterscheidet man einen **Hautanthrax**, wenn die Sporen in Hautwunden gelangen, einen **Darmanthrax** durch den Genuss ungenügend erhitzter, kontaminierter tierischer Produkte und einen **Lungenanthrax** durch Inhalation von Milzbrandsporen. Neben den lokalen Läsionen kommt es zu einer systemischen Symptomatik mit hohem Fieber und Schüttelfrost.

Beim **Hautmilzbrand** kommt es an der Eintrittsstelle zu blutigen Entzündungen und Nekrosen; es entstehen zunächst Pusteln, dann Blasen, die sich in Karbunkel und letztlich Geschwüre mit schwarzem Grund umwandeln; rechtzeitig antibiotisch behandelt hat der Hautmilzbrand gute Aussichten auf Heilung, selten kann eine Milzbrandsepsis auftreten, die eine ungünstige Prognose hat.

Der **Lungenmilzbrand** entwickelt sich, wenn Sporen eingeatmet werden, und äußert sich zunächst ähnlich wie ein grippaler Infekt, es treten zunehmend hohes Fieber und Husten mit blutigem Auswurf auf. Die Prognose ist schlecht, es entwickelt sich häufig eine Sepsis mit einem Versagen der Lungen und des Herzens.

Beim **Darmanthrax** treten hohes Fieber, heftige Bauchschmerzen und blutige Durchfälle auf, die Erkrankung kann ebenfalls Ursache einer Sepsis mit letalem Ausgang sein.

Diagnose: mikroskopischer Erregernachweis, Kultur (Blut, Liquor, Stuhl, je nach Erkrankung), PCR.

Prophylaxe: Es existiert eine Impfung für gefährdete Berufsgruppen, außerdem ist eine Chemoprophylaxe mit Antibiotika möglich.

Therapie: Milzbranderreger sind gut mit Antibiotika zu behandeln.

> Milzbranderreger werden in Laboren einiger Länder als Biowaffen erforscht. In der Vergangenheit kam es auch schon zu Unfällen mit regionalen Ausbrüchen und Todesfällen.

Säurefeste Stäbchenbakterien

10.1.7 Mykobakterien

Mykobakterien sind unbewegliche, säurefeste Stäbchen, die sich schlecht durch Gramfärbung darstellen lassen (aber trotzdem grampositiv sind). Sie lassen sich wesentlich besser nach Ziehl-Neelsen-Färbung nachweisen. Mykobakterien teilen und vermehren sich im Vergleich mit anderen Bakterien sehr langsam.

10.1.7.1 Mycobacterium-tuberculosis-Komplex

Zu diesem Erregerkomplex werden die Spezies M. tuberculosis (Wirt = Mensch), M. africanum (Wirt = Mensch), M. bovis (Wirt = Rind), der Impfstamm M. bovis BCG und einige mehr gezählt.

Mykobakterien sind die Erreger der Tuberkulose (Schwindsucht).

Immer häufiger treten Infektionen durch multiresistente Tuberkuloseerreger auf, auch in Österreich.

Die Verabreichung nicht adäquater Therapien und mangelnde Disziplin der Patienten bei der Einnahme der verschriebenen Medikamente (zu kurz, zu unregelmäßig) sind die primären Ursachen für die Entstehung resistenter Bakterien, die allerdings auch auf andere Menschen übertragen werden können.

Übertragung: M. tuberculosis wird nur von Mensch zu Mensch übertragen, M. bovis von Rind zu Rind, kann aber auch über kontaminierte Rohmilch in den Menschen gelangen.

Von Mensch zu Mensch wird die Übertragung bei Einbruch der Erreger in das Bronchialsystem (offene Tbc) durch Tröpfcheninfektion möglich. Weltweit ist etwa ein Drittel der Bevölkerung latent mit Tuberkuloseerregern infiziert, 5–10 % von ihnen erkranken an einer Tuberkulose. Besonders häufig betroffen sind HIV-Infizierte, weshalb die Neuerkrankungsrate besonders in Afrika, in Südostasien und in der westlichen Pazifikregion hoch ist (WHO 2012).

Ein weiteres Problem stellt die zunehmende Entwicklung resistenter Tuberkulosestämme dar, die besonders in Osteuropa anzutreffen sind.

Inkubationszeit: Bei Immunkompetenten kommt es nach 3–8 Wochen zu einer Immunantwort, bei etwa 5–10 % der Infizierten entwickelt sich in den ersten zwei Jahren nach der Infektion eine manifeste Tuberkulose. Eine sekundäre Tuberkulose kann auch nach Jahren oder Jahrzehnten auftreten.

Krankheitsbild Tuberkulose (Schwindsucht): Nach einer Infektion mit Tuberkelbakterien erkranken nur etwa 5–10 % der Betroffenen an einer manifesten Tuberkulose, die meist die Lunge betrifft, aber auch jedes andere Organ befallen kann.

Bei einer Lungentuberkulose kommt es häufig zu einem uncharakteristischen Husten, selten zu blutigem Auswurf. Die Patientinnen können unter Appetitlosigkeit, Gewichtsabnahme, allgemeinem Schwächegefühl und nächtlichem Schwitzen leiden. Bei Hustenerkrankungen, die mehrere Wochen andauern, sollte an eine Tuberkulose gedacht werden!

Je nach Immunitätslage entwickeln sich unterschiedliche Krankheitsbilder:

- **Primärtuberkulose:** Je nach Eintrittsort und Abwehrlage des Infizierten können sich primär unterschiedliche Krankheitsbilder entwickeln. M. tuberculosis befällt zunächst über die Atemwege gut belüftete Lungenabschnitte, M. bovis gelangt über kontamininierte Milch in den Magen-Darm-Trakt des Menschen. Da es sich um säurefeste Stäbchen handelt, werden sie von der Magensäure nicht zerstört. Sowohl in der Lunge als auch im Darm entwickelt sich zunächst ein Primärherd, der einem Granulom aus Abwehrzellen und Bindegewebe entspricht, in dessen Zentrum sich vorerst die Bakterien vermehren. Bei Befall der regionalen Lymphknoten bildet sich ein sogenannter Primärkomplex (ein Primärherd, der sich auf die Lymphknoten ausbreitet) aus. Im Folgenden wird, wegen der Seltenheit des Auftretens in unseren Breiten, die Darmtuberkulose vernachlässigt.

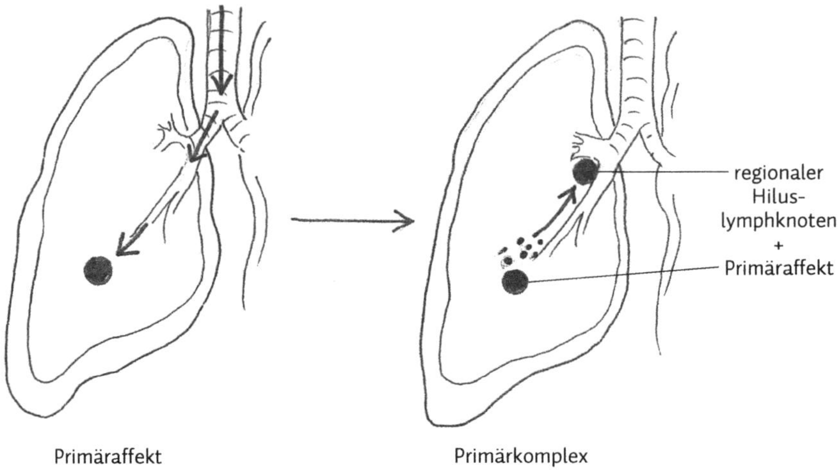

Abbildung 24: Primäraffekt und Primärkomplex einer Lungentuberkulose

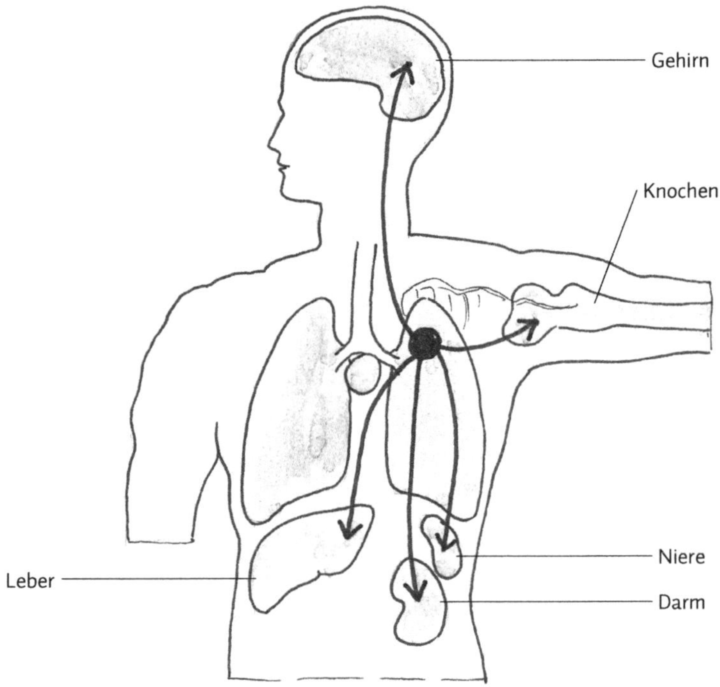

Abbildung 25: Streuung der Lungentuberkulose in die Organe

Primärtuberkulose bei guter Abwehrlage: Im günstigsten Fall kommt es zur käsigen Nekrose mit nachfolgender Verkalkung des Primärkomplexes und zu einem Abheilen der Infektion. Nicht selten bleiben im Primärkomplex jedoch lebende Erreger zurück, die zu einer latenten, symptomlosen Infektion führen und erst bei einer Verschlechterung der Abwehrlage Ausgangspunkt für eine postprimäre Tuberkulose sein können.

Primärtuberkulose bei schlechter Abwehrlage: Bei ungünstiger Immunitätslage kommt es zu einer Vermehrung der Tuberkelbakterien in der Lunge und einer primären Lungentuberkulose. Die Patienten fühlen sich abgeschlagen, leiden unter Nachtschweiß, Husten und eventuell Fieber. Kommt es zu einer Einschmelzung von Lungengewebe und zur Ausbildung von Kavernen, die Anschluss an das Bronchialsystem gewinnen, spricht man von einer „**offenen Lungentuberkulose**". In diesem Fall gelangen die Bakterien in die Ausatemluft und können nun von Mensch zu Mensch übertragen werden. Kommt es zu keinem Einbruch in die Bronchien, spricht man von einer „**geschlossenen Tuberkulose**", ohne der Gefahr einer Ansteckung. Brechen die Erreger bei sehr schwacher Immunität in das Blutgefäßsystem ein, kommt es zu einer hämatogenen Streuung der Erreger in unterschiedliche Organe. Dabei bilden sich vorzugsweise in der Lunge, unter Umständen aber auch im Gehirn und in anderen Organen zahlreiche kleine „hirsekorngroße" Tuberkulome aus. Diese sogenannte **Miliartuberkulose** (milium: lat., Hirsekorn) hat eine ungünstige Prognose.

- **Postprimäre Tuberkulose:** Nach einer Latenzzeit von mehreren Monaten bis Jahren kann es im Rahmen einer Verschlechterung der persönlichen Abwehrlage zu einer Reaktivierung und Vermehrung von schlummernden Tuberkelbakterien im Primärkomplex kommen. Lokal führt dies zu einer **postprimären Lungentuberkulose**; durch hämatogene (über den Blutweg) Streuung der Mykobakterien in andere Organe, wie Knochen, Urogenitaltrakt, Pleura, aber auch Gehirn oder Hirnhäute resultiert eine postprimäre Organtuberkulose. Die Symptome, wie Leistungsknick und Müdigkeit, subfebrile Temperatur und Nachtschweiß, Gewichtsverlust und hartnäckiger Husten, entwickeln sich in der Regel schleichend. Bei einer offenen Tuberkulose kann es zu teilweise blutigem Auswurf kommen. Insbesondere Erkrankungen wie AIDS „wecken schlafende Tuberkuloseerreger" im Primärkomplex.

Eine abgekapselte Tuberkulose ist nicht ansteckend, bricht sie aber in das Bronchialsystem ein, wird aus der sogenannten geschlossenen Tuberkulose eine **offene Tuberkulose**, wodurch die Erreger aerogen übertragbar werden.

Nachweis: Ziehl-Neelson-Färbung, Tine-Test, Mendel-Mantoux-Test (Hauttest), Lungenröntgen, mikroskopischer und kultureller Nachweis aus dem Sputum, eventuell aus dem Harn oder bei meningealer Mitbeteiligung aus dem Liquor.

Nach dem Tuberkulosegesetz besteht eine Isolierungs- und Behandlungspflicht von erkrankten Personen.

Beim Tine-Test zum Nachweis einer Tuberkuloseinfektion handelt es sich um einen Hauttest, bei dem mit einem Stempel Antigene von M. tuberculosis an der Innenseite des Unterarms in die Haut eingebracht werden. Nach 48–72 Stunden wird begutachtet, ob sich eine Reaktion (erhabene Rötung) an der Stelle zeigt, was ein Hinweis auf eine Erkrankung, aber auch auf eine erfolgte BCG-Impfung ist. Der Test kann allerdings sowohl falsch positiv als auch falsch negativ ausfallen. Beim Mendel-Mantoux-Test werden die Antigene mittels Spritze intrakutan appliziert.

Etwas genauer sind die Resultate beim sogenannten Interferon-Gamma-Test zu bewerten, bei dem im Blut der Patientin die Ausschüttung von Interferon-Gamma aus den T-Zellen gemessen wird. Dieser Test reagiert weder auf eine erfolgte Impfung noch auf Kontakt mit anderen Mykobakterien, sondern spezifisch auf eine Infektion mit dem Tuberkuloseerreger.

Prophylaxe: Die BCG-Lebendschutzimpfung wird nicht mehr empfohlen. (Geimpft wurde mit dem Impfstamm Bacillus Calmette-Guérin, einem abgeschwächten Erreger; da der Impfschutz bei Weitem nicht die Erwartungen erfüllte, wurde bis auf wenige begründete Ausnahmen von weiteren Impfungen Abstand genommen.)

Nach dem Tuberkulosegesetz besteht eine Isolierungs- und Behandlungspflicht von erkrankten Personen.

Therapie: Vor Therapiebeginn sollte die Empfindlichkeit des Erregers gegenüber den Standardmedikamenten überprüft werden, um Resistenzen aufzudecken.

Es wird eine Kombinationstherapie mit mehreren Tuberkulosemedikamenten über mehrere Monate durchgeführt; es stehen einige Standardmedikamente und im Fall von Resistenzen Reservemedikamente zur Verfügung.

Zu den Standardmedikamenten zählen laut RKI[1] Isoniazid (INH), Rifampicin (RMP), Ethambutol (EMB), Pyrazinamid (PZA) und Streptomycin (SM). Die WHO zählt SM nicht mehr zu den Standardmedikamenten bei Tuberkulose, da es nicht oral verabreicht werden kann.

10.1.7.2 Mycobacterium leprae

Die Lepra ist eine Erkrankung, die in Österreich als sogenannte „reiseassoziierte Infektionskrankheit" für Reisende in Lepragebiete eine gewisse Rolle spielt, die aber auch von Ärzten, zu deren Patientinnen Immigrantinnen aus gefährdeten Regionen zählen, beachtet werden sollte. Nach wie vor erkranken weltweit zahlreiche Menschen neu an Lepra (DAHW[2]), wobei besonders Äthiopien, Brasilien, Kongo (DRC), Madagaskar, Mosambik, Nepal und Tansania betroffen sind. Das Mykobakterium leprae ist ebenso wie M. tuberculosis ein säurefestes Stäbchen.

1 RKI: Robert Koch Institut

2 DAWH: Deutsche Lepra- und Tuberkulosehilfe

Übertragung: Tröpfcheninfektion von Infizierten mit Besiedlung der Nasenschleimhaut; die Erkrankung kann auch erst Jahrzehnte nach der Ansteckung ausbrechen.

Inkubationszeit: mehrere Jahre.

Krankheitsbild Lepra: Je nach Immunlage entwickeln sich unterschiedliche Ausprägungsformen der Erkrankung.

- **Lepra indeterminata:** Bei etwa 5 % der Infizierten entstehen kleine uncharakteristische Hautläsionen, die häufig spontan heilen. Auffallend kann bei Menschen mit dunkler Hautfarbe eine Depigmentierung der betroffenen Hautstellen sein, die Haut erscheint dort heller. Diese Form kann als frühes Stadium gesehen werden, aus dem sich die folgenden Stufen, je nach persönlicher Immunlage, entwickeln können.
- **Tuberkuloide Lepra:** Bei guter Abwehrlage kommt es zu Granulombildung (knötchenförmige Gewebeneubildung aus Granulationsgewebe) in der Haut; die Granulome heben sich deutlich ab und sind wiederum weniger pigmentiert als die Umgebung. Neben dem Hautbefall können die peripheren Nerven mitbetroffen sein, wodurch es zu Sensibilitätsstörungen kommt. Durch die dadurch bedingten fehlenden Schmerzen führen Verletzungen der betroffenen Hautareale nicht selten zu schweren Verstümmelungen.
- **Lepromatöse Lepra:** Bei schlechter Abwehrlage begünstigt die Infektion ausgeprägte knotige Hautveränderungen besonders im Gesicht, die ineinander übergreifen. Sie erscheinen bei Hellhäutigen rötlich, bei Dunkelhäutigen wiederum etwas heller als die umgebende Haut. Im Gesicht kommt es zu einer groben Veränderung des Hautreliefs; man spricht vom Löwengesicht, der Facies leontina.

Zwischen den beiden letzten Formen sind alle Abstufungen möglich.

Nachweis: Erregernachweis (Ziehl-Neelsen-Färbung), PCR aus veränderter Haut.

Prophylaxe: Isolierung von Erkrankten ist nicht notwendig, aber regelmäßige Kontrollen von Kontaktpersonen sollten erfolgen.

Therapie: Antibiotika nach einem vorgegebenen Schema, ähnlich der Tuberkulose.

10.1.7.3 Atypische Mykobakterien (MOTT)

MOTT („Mycobacteria other than tubercle bacilli") sind Mykobakterien, die keine Tuberkuloseerreger sind.

MOTT ist eine Zusammenfassung aller Mykobakterien, die weder Tuberkulose noch Lepra auslösen, die aber Ursache sogenannter opportunistischer Erkrankungen sind.

Übertragung: Die Übertragungswege dieser besonders in der Erde und in Gewässern vorkommenden Erreger sind vielfältig, das heißt, sie werden über kontaminiertes Wasser, aerogen oder über Gegenstände durch Schmutzinfektion übertragen.

Krankheitsbilder: Besonders bei Menschen mit herabgesetzter Immunabwehr oder mit bestehenden Vorerkrankungen können diese Erreger pathogen werden. Vor allem seit der Verbreitung der Immunschwächekrankheit AIDS spielen sie als Auslöser zahlreicher opportunistischer Infektionen eine Rolle. Sie rufen Entzündungen der Lymphknoten (Lymphadenitis), tuberkuloseähnliche Lungenentzündungen, aber auch Geschwüre der Haut und der Weichteile hervor.

Vor der Verbreitung von AIDS spielten die MOTT-Erreger kaum eine Rolle.

Mycobacterium marinum ist ein Erreger, der auch Immunkompetente betrifft. Dieses Mykobakterium wird vor allem durch Tropenfische übertragen, dringt über kleine Hautläsionen in den menschlichen Körper ein und verursacht granulomatöse Entzündungen der Haut. Betroffen sind vor allem Aquarienbesitzer, Fischerinnen und auch Schwimmer.

Therapie: Antibiotika, chirurgische Entfernung von Granulomen.

10.2 Gramnegative Stäbchen

Tabelle 5: Übersicht gramnegative Stäbchenbakterien

Gramnegative, fakultativ anaerobe Stäbchen	Gramnegative, aerobe Stäbchen
Haemophilus H. influenzae H. ducreyi **Yersinia** Y. pestis Y. enterocolitica Y. pseudotuberculosis **Salmonellen** S. Typhi, S. Paratyphi S. Typhimurium, Enteritidis **Escherichia coli** **Shigellen** **Vibrio cholerae** **Nicht-Cholera-Vibrionen**	Bordetella pertussis Legionella pneumophilia Francisella Campylobacter jejuni Helicobacter pylori Pseudomonas aeruginosa

10.2.1 Bordetella pertussis

Bei Bordetella pertussis handelt es sich um einen strikt aeroben Keim, der im Respirationstrakt von Erkrankten zu finden ist und daher aerogen übertragen wird. Auch Geimpfte können vorübergehend (jedoch nur bei Kontakt mit Infizierten) zu Keimträgern werden. Der Erreger besitzt eine **Polysaccharidkapsel**, die ihn vor Phagozytose schützt und ihn vor dem Immunsystem verbirgt. Zusätzlich produziert das Bakterium mehrere Pathogenitätsfaktoren, die seine Virulenz steigern und die Schleimhaut des Respirationstraktes schädigen. **Adhäsine** („adhaerere“: lat., anhaften) ermöglichen ihm eine Anheftung an Epithelzellen des Atemtraktes, **Exotoxine** verursachen die für Keuchhusten typischen Hustenattacken; **tracheale Zytotoxine** schädigen das Flimmerepithel der Luftröhre.

Übertragung: aerogen durch Tröpfcheninfektion.

Inkubationszeit: 1– 3 Wochen.

Krankheitsbild Keuchhusten (Pertussis): Keuchhusten ist eine hochansteckende Infektionskrankheit, die vor allem bei Ungeimpften einen typischen stadienhaften Verlauf zeigt. Geimpfte zeigen häufig mildere Verläufe mit hartnäckigem Husten.

Das **Stadium catarrhale** (Katarrh: sekretreiche Entzündung von Schleimhäuten) dauert etwa 1–2 Wochen und ist geprägt von uncharakteristischen Krankheitszeichen, wie Husten, Schnupfen und kaum Fieber. Die Ansteckungsgefahr ist in diesem Stadium allerdings am höchsten, die Patientinnen sind aufgrund der unauffälligen Symptome jedoch meist noch nicht isoliert.

Im **Stadium convulsivum** (Konvulsion: Schüttelkrampf) treten die typischen Symptome auf, die dieser Erkrankung auch den Namen gaben. Es kommt zu krampfartigen (stakkatoartigen) Hustenanfällen, die häufig mit mühsamem Aushusten eines glasigen, zähen Schleims und nachfolgendem Erbrechen enden. Durch die Engstellung des Kehlkopfes während des Einatmens kann Atemnot, verbunden mit ängstlicher Verstimmung, auftreten. Dieses Stadium kann 4–6 Wochen andauern. Bei Säuglingen kann es zum Atemstillstand (Apnoe) kommen.

Das **Stadium decrementi** (Dekrement: schrittweise Veminderung) zeichnet sich durch das langsame Abklingen der Symptome über 2–4 Wochen aus.

Komplikationen: Besonders bei Säuglingen besteht die Gefahr schwerwiegender Komplikationen, wie Pneumonien und Mittelohrentzündungen (Otitis media), durch bakterielle Superinfektionen. Kontaktpersonen von Säuglingen sollten über einen Impfschutz gegen Keuchhusten verfügen.

Nachweis: Nachweis aus Kultur und PCR aus tiefen Abstrichen des Rachens (Nasopharynx); ein serologischer Ak-Nachweis ist erst drei Wochen nach Beginn des Hustens möglich.

Prophylaxe: Schutzimpfung. Da die Immunität gegen die Erkrankung sowohl nach der Impfung als auch nach durchgemachter Erkrankung relativ schnell wieder nachlässt, sollten die Impfempfehlungen unbedingt eingehalten werden! Die Erkrankung kann auch mehrmals durchgemacht werden.

Da besonders Säuglinge von der Gefahr eines Atemstillstandes und anderer Komplikationen betroffen sind, wird eine Impfung von Schwangeren im letzten Schwangerschaftsdrittel empfohlen, damit die Neugeborenen über einen ausreichenden Nestschutz verfügen.

Therapie: möglichst früh Antibiotika, symptomatische Therapie wie Hustensaft und dergleichen.

Die Erkrankung ist meldepflichtig.

Siehe auch:
http://www.rki.de/DE/Content/Infekt/EpidBull/Merkblaetter/Ratgeber_Pertussis.html

Keuchhusten ist für Säuglinge eine lebensgefährliche Erkrankung; Kontaktpersonen von Neugeborenen sollten deshalb einen ausreichenden Impfschutz aufweisen.

10.2.2 Legionella

Von diesen strikt aeroben, gramnegativen Stäbchenbakterien sind über 50 Arten bekannt, die für den Menschen bedeutendste ist Legionella pneumophilia.

10.2.2.1 Legionella pneumophilia

Legionella pneumophilia vermehren sich bevorzugt in Amöben in warmen Gewässern.

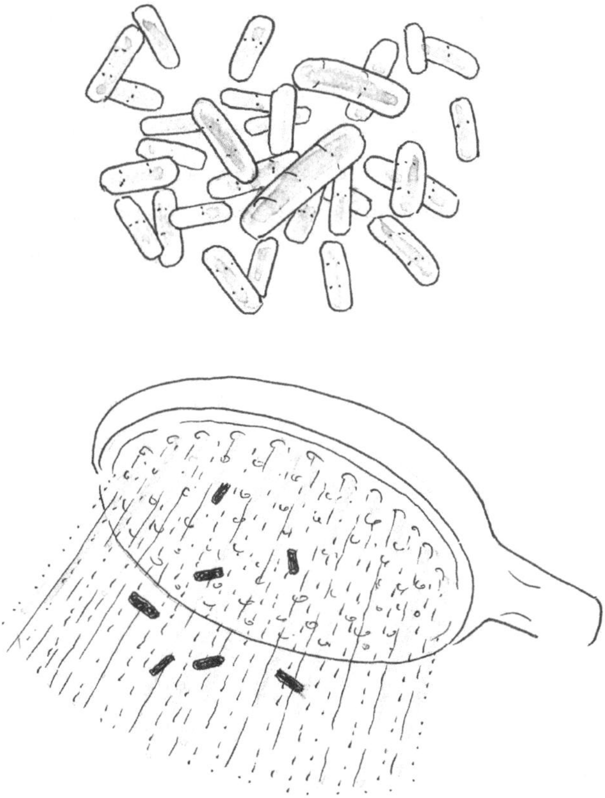

Abbildung 26: Legionellen

Übertragung: Durch Inhalation von Wassertröpfchen, wie sie besonders beim Duschen, in Whirlpools, in Klimaanlagen oder in Schwimmbädern entstehen, gelangen Legionellen über die Atemwege in den menschlichen Organismus. Von Mensch zu Mensch ist keine direkte Übertragung möglich. Die Erkrankung tritt meist sporadisch auf, es kommt aber auch immer wieder zu kleinen Epidemien.

Inkubationszeit: 2–10 Tage.

Krankheitsbild Legionärskrankheit (Legionellose): Diese schwere Erkrankung tritt vor allem bei Patienten mit abgeschwächtem Immunsystem auf. Etwa eine Woche nach Inhalation des Erregers kommt es zuerst zu Allgemeinsymptomen wie Gliederschmerzen, Kopfschmerzen und uncharakteristischem Husten. Binnen weniger Stunden treten hohes Fieber und eine atypische Lungenentzündung mit radiologisch nachweisbarer massiver Infiltration der Lunge bei unproduktivem, trockenem Husten auf. Durch eine Mitbeteiligung des zentralen Nervensystems kann zusätzlich eine Verwirrtheit der Patientin auftreten. Die Erkrankung verläuft bei bis zu 15 % der Fälle tödlich.

Krankheitsbild Pontiac-Fieber: Bei Immunkompetenten ruft der Erreger eine grippeartige Erkrankung hervor, die in der Regel ohne Antibiotikatherapie schnell abklingt. Es kommt nicht zum Auftreten einer Lungenentzündung.

Nachweis: Kultur, PCR, Antigennachweis im Urin.

Therapie: Makrolidantibiotika.

Prophylaxe: Da sich Legionellen besonders bei Wassertemperaturen zwischen 25 und 60° C vermehren, ist das Erhitzen von Warmwasser auf 70° C eine geeignete Maßnahme. Daneben müssen regelmäßige Wasserkontrollen bei Trinkwasser und Badewasser in öffentlichen Einrichtungen vorgenommen werden, und das Wasser muss ausreichend chloriert werden.

> Legionellen rufen häufig eine atypische Lungenentzündung mit Befall des interstitiellen Bindegewebes (zwischen den Alveolen) hervor.

10.2.3 Haemophilus

Zu diesen teilweise bekapselten Stäbchen zählen aerobe und fakultativ anaerobe Arten, die allesamt hämophil (blutliebend) sind; das heißt, sie benötigen Wachstumsfaktoren aus dem Blut. Klinische Bedeutung haben vor allem H. influenzae und H. ducreyi.

10.2.3.1 Haemophilus influenzae

Diese gramnegativen Erreger kommen im Rachenraum des Menschen vor und können unterschiedliche Erkrankungen hervorrufen. Da sie häufig zu Superinfektionen nach viralen Atemwegserkrankungen führen, wurden sie ursprünglich für die Erreger der Grippe, also Influenza, gehalten – ein Umstand, dem sie ihren Namen verdanken.

Pathogene, bekapselte H. influenzae werden nach ihrem Kapseltyp a–f unterteilt. Besonders pathogen ist H. influenzae Typ b, kurz Hib.

Krankheitsbilder durch Superinfektion mit H. influenzae: Wird die Schleimhaut des Nasen-Rachen-Raumes durch vorangegangene Virusinfekte geschädigt, kommt es nicht selten zu einer endogenen Infektion durch Bakterien. Häufig handelt es sich um Haemophilus influenzae, Pneumokokken oder Streptokokken. Betroffen sind überwiegend kleine Kinder, die noch keine Antikörper gegen diese Erreger gebildet haben. Superinfektionen mit H. influenzae führen häufig zu lokalen Infektionen wie einer Pharyngitis (Rachenentzündung), einer Epiglottitis (Entzündung des Kehldeckels), einer Bronchitis (Entzündung der Schleimhaut der Atemwege), einer akuten Sinusitis (Nebenhöhlenentzündung), einer Otitis media (Mittelohrentzündung) oder einer Pneumonie (Lungenentzündung).

Haemophilus influenzae kann aber auch Ursache einer Sepsis und einer Meningitis (Hirnhautentzündung) sein.

Besonders gefürchtet sind die Epiglottitis, die wegen der Erstickungsgefahr häufig eine Intubation notwendig macht, und natürlich die Meningitis.

Nachweis: mikroskopischer Erregernachweis, Kultur, Antigenschnelltest.

Prophylaxe: Impfung gegen Hib.

Therapie: Antibiotika, Intubation bei Epiglottitis.

Unbekapselte Haemophilus influenzae kommen als Bestandteil der Normalflora der Schleimhäute der Luftwege vor und sind nur bei Abwehrschwäche oder vorgeschädigter Schleimhaut Ursache von Infektionen. Bekapselte Erreger sind obligat pathogen.

10.2.3.2 Haemophilus ducreyi

Übertragung: Dieser Erreger kommt vor allem in den Tropen vor, er wird durch Geschlechtsverkehr übertragen (STD).

Inkubationszeit: 1–5 Tage.

Krankheitsbild weicher Schanker (Ulcus molle): Nach Infektion kommt es zu einer lokalen Entzündung an den äußeren Geschlechtsorganen mit Ausbildung eines weichen, eitrigen und schmerzhaften Geschwürs und einer weichen lokalen Lymphknotenschwellung.

Nachweis: Kultur, Mikroskopie.

Therapie: Antibiotika; der Erreger ist häufig resistent gegen Penicillin.

10.2.4 Yersinien

Yersinien haben ihr natürliches Reservoir einerseits in Nagetieren, wie der Erreger der Pest, andererseits in Schweinen.

10.2.4.1 Yersinia pestis

Yersinia pestis ist der Erreger der Pest, einer Erkrankung, die über viele Jahrhunderte Angst und Schrecken verbreitet hat. Auch heute kommt diese Erkrankung noch in Afrika, in Asien und auch in Süd- und Nordamerika vor, besonders unter schlechten hygienischen Bedingungen. Der eigentliche Wirt sind wild lebende Nagetiere; durch Flöhe kann der Erreger jedoch auch auf die Hausratte übertragen werden und so seine Verbreitung in menschlichen Siedlungen nehmen und über Flohstiche auch den Menschen infizieren. Es handelt sich also um eine **Anthropozoonose**.

Übertragung: Die Bubonenpest (Beulenpest) wird durch Flohstiche übertragen, die primäre Lungenpest aerogen von Mensch zu Mensch. Prinzipiell kann der Erreger auch durch direkten Kontakt mit infizierten Nagetieren in den menschlichen Organismus gelangen.

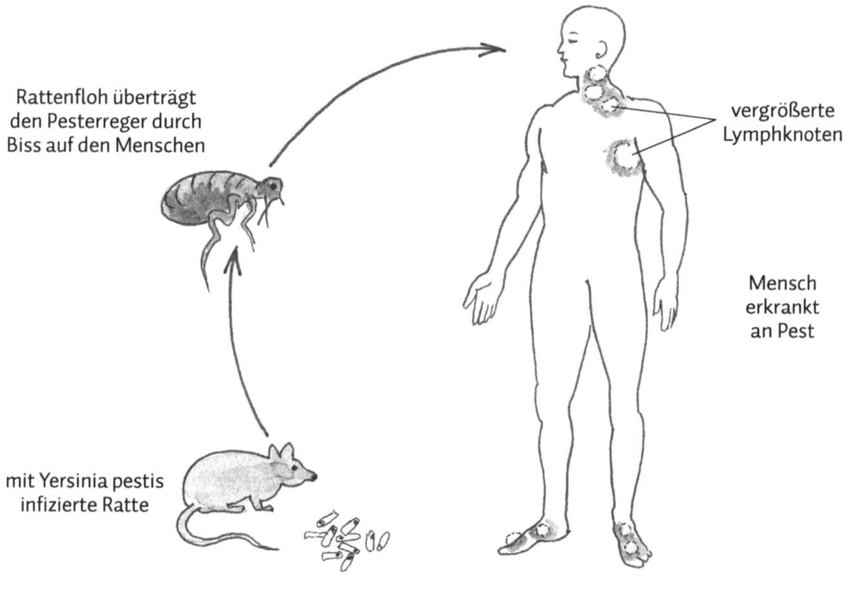

Abbildung 27: Übertragung der Pest

Inkubationszeit: Bei der Bubonenpest beträgt die Inkubationszeit bis zu einer Woche, bei der primären Lungenpest nur 1–2 Tage.

Krankheitsbild Pest: Nach dem Stich durch einen infizierten Rattenfloh kommt es zu hohem Fieber, Kopf- und Gliederschmerzen und zu Befall der regionalen Lymphknoten mit schmerzhafter Schwellung. Man spricht aufgrund der beulenartig angeschwollenen Lymphknoten von der Beulenpest oder Bubonenpest. In diesem Stadium ist die Erkrankung nicht von Mensch zu Mensch übertragbar. In der Folge gelangen die Erreger in das Blut und besiedeln auf hämatogenem Weg zahlreiche Organe, unter anderem die Lunge. So entsteht eine sekundäre Pestpneumonie. Nun sind die Erkrankten direkt ansteckend, einer aerogenen Übertragung von Mensch zu Mensch steht nichts mehr im Wege. Die so auf aerogenem Weg neu Infizierten entwickeln eine **primäre Lungenpest**, ohne vorangegangene Beulenpest. Die Betroffenen sind schwer krank mit hohem Fieber, allgemeinem Krankheitsgefühl, Husten, Übelkeit und Erbrechen; viele erleiden unbehandelt einen Erstickungstod, in dessen Verlauf sie (dunkel-) blau anlaufen; deshalb spricht man vom „schwarzen Tod".

Alle Formen der Pesterkrankung können sich zu einer Pestsepsis mit Befall der Hirnhäute entwickeln.

Nachweis: mikroskopischer Erregernachweis, Kultur, PCR.

Prophylaxe: Eine Impfung gegen die Pest ist nur für Risikopersonen (medizinisches Personal in Endemiegebieten) vorgesehen. Präventive Bekämpfung von Ratten und Flöhen kann die Verbreitung der Erkrankung verhindern.

Therapie: Antibiotika.

Es besteht Melde- und Quarantänepflicht!

Die Todesrate bei einer unbehandelten Lungenpest liegt fast bei 100 %.

> Der Pest wurde durch die Weiterentwicklung hygienischer Standards und durch antibiotische Behandlungsmöglichkeiten weitgehend der Schrecken genommen. Es besteht allerdings die theoretische Gefahr, dass der Erreger als biologischer Kampfstoff zum Einsatz kommen könnte.

10.2.4.2 Yersinia enterocolitica, Yersinia pseudotuberculosis

Diese Erreger kommen vor allem im Schwein vor und können durch ungenügend gegarte Lebensmittel auf den Menschen übertragen werden. Auffallend ist, dass der Erreger im Gegensatz zu den meisten anderen Durchfallerregern in kälteren Regionen und überwiegend während der kalten Jahreszeit auftritt.

Inkubationszeit: 2–3 Tage.

Krankheitsbilder Enterokolitis, terminale Ileitis: Betroffen von Infektionen mit Y. enterocolitica sind vor allem Säuglinge und kleine Kinder, die an heftigen wässrigen Durchfällen erkranken.

Y. pseudotuberculosis befällt hauptsächlich Jugendliche und Erwachsene und ruft Entzündungen im unteren Ileum hervor, die häufig mit einer Appendizitis (Blinddarmentzündung) verwechselt werden und zur Entfernung des Blinddarms führen.

Komplikationen: In Folge einer Erkrankung können eine reaktive Arthritis (Gelenksentzündung) und ein Erythema nodosum (Knötchenrose) mit roten Flecken und Knötchen an den Streckseiten der Unterschenkel auftreten.

Therapie: Außer im Falle einer Sepsis ist keine antibiotische Therapie nötig; Wasser- und Elektrolytersatz.

10.2.5 Francisella tularensis

F. tularensis ist ein gramnegatives Stäbchenbakterium, das bei niederen Temperaturen äußerst umweltstabil ist. Der Erreger befindet sich im Erdreich und in Gewässern und kann über Nagetiere (Mäuse, Hasen), aber auch über Mücken, Zecken und Bremsen auf den Menschen übertragen werden. Besonders mit Kot (Mäusekot) kontaminierte Lebensmittel können eine Ansteckungsquelle für Menschen darstellen.

Die Erkrankung ist selten, kann aber schwer verlaufen und sogar mit dem Tod enden.

Inkubationszeit: 1–14 Tage.

Krankheitsbild Tularämie: Betrifft die Erkrankung die Haut (ulzeroglanduläre Form), die Bindehaut des Auges (okuloglanduläre Form) oder den Mund- und Rachenbereich (oropharyngeale Form), kommt es zu Ulzerationen (Geschwüren), lokalen Entzündungen und beträchtlichen regionalen Lymphknotenschwellungen. Wird der Erreger eingeatmet, kann es zum Auftreten einer pulmonalen Tularämie mit Bronchitis, Husten, Fieber und Anschwellen der Lymphknoten im Mediastinum kommen.

Nachweis: Kultur, PCR.

Therapie: Antibiotika.

10.2.6 Pseudomonas aeruginosa

Pseudomonas aeruginosa ist ein gramnegatives, mit Fimbrien besetztes Stäbchenbakterium, welches in feuchter Umgebung, insbesondere bei kühleren Temperaturen, sehr hartnäckig überleben kann. Der Erreger besitzt eine natürliche Resistenz gegen zahlreiche Antibiotika und ist nicht zuletzt deshalb ein häufiger und gefürchteter Krankenhauskeim. Die Fimbrien ermöglichen ihm das Anheften an inneren und äußeren Körperoberflächen. Man findet ihn unter anderem in Beatmungsschläuchen, im Bereich von Harnkathetern, Luftbefeuchtern, Klimaanlagen und Dialysegeräten, aber auch in Waschbecken, Duschen oder Wasserleitungen. Der widerstandsfähige Keim kann sogar in Desinfektionsflüssigkeiten, flüssigen Seifenzubereitungen oder in destilliertem Wasser überdauern. Eine Schleimkapsel schützt ihn zusätzlich vor dem Zugriff des Immunsystems.

Besonders gefährdet sind immungeschwächte Personen und Patientinnen auf Intensivstationen, der Erreger kann im schlimmsten Fall zu einer Sepsis führen.

Krankheitsbilder:

- Zu den häufigsten nosokomialen Erkrankungen zählen Pneumonien von beatmeten Patienten, Harnwegsinfekte bei Dauerkathetern und Superinfektionen von Wunden. Auf Wunden verursacht der Erreger grünlich-bläuliche, süßlich riechende Eiterbeläge, die sehr charakteristisch sind.
- Bei Patienten mit vorgeschädigten Lungen, wie bei Mukoviszidose oder COPD, kann er ebenfalls Lungenentzündungen hervorrufen.

- Bei Schwimmern verursacht er gelegentlich Entzündungen des äußeren Gehörganges. Auch Bindehautentzündungen sind möglich.

Diagnose: Kultur aus Wund-, Ohr-, oder Bindehautabstrichen, Harn, Bronchialsekret; Blutkultur.

Therapie: Antibiotika; häufig werden mehrere AB kombiniert angewandt. Wegen der zahlreichen Resistenzen sollte vor Therapiebeginn unbedingt ein Antibiogramm angelegt werden.

10.2.7 Salmonellen

Bei diesen beweglichen gramnegativen Stäbchen lassen sich verschiedene Servovare (Variationen mit serologischen Gemeinsamkeiten) unterscheiden. Aufgrund der unterschiedlichen Krankheitsbilder, die durch sie hervorgerufen werden, unterscheiden wir die typhoide Salmonella enterica, Servovare Typhi und Paratyphi (kurz S. Typhi, S. Paratyphi) und nichttyphoide Salmonella enterica, Servovare Enteritidis und Typhimurium (kurz: S. Enteritidis, S. Typhimurium).

> Bei den Salmonellen lassen sich unterschiedliche Arten unterscheiden: S. Typhi und S. Paratyphi rufen schwere Allgemeininfektionen, Typhus und Paratyphus hervor. S. Enteritidis und S. Typhimurium verursachen lokale Infektionen des Magen-Darm-Traktes.

10.2.7.1 Salmonella Typhi, Salmonella Paratyphi

Diese gramnegativen, fakultativ anaeroben Erreger haben als Reservoir ausschließlich den Menschen. Der Keim wird über kontaminiertes Wasser und verunreinigte Lebensmittel übertragen. In Ländern mit niedrigem Hygienestandard kommt es häufig zu endemischen Ausbrüchen.

Übertragung: oral durch verunreinigtes Wasser, Obst und Gemüse, selten Schmierinfektion von Mensch zu Mensch. Als Reservoir kommen vor allem symptomlos Erkrankte und Dauerausscheider infrage.

Inkubationszeit: 1–2 Wochen.

Krankheitsbild Typhus, Paratyphus: Der Mensch ist anders als für S. Enteritidis und S. Typhimurium für S. Typhi und S. Paratyphi der einzige Wirt. Obwohl die Erreger weltweit verbreitet sind, kommt es in unseren geografischen Breiten nur selten zu Infektionen mit diesen Keimen.

Typhus und Paratyphus sind schwerwiegende systemische Erkrankungen, die nicht auf den Darm beschränkt sind. Der Erreger wird meist durch kontaminiertes Wasser oder Lebensmittel in den Organismus aufgenommen, er gelangt durch die Darmwand in das Blut und auf diesem Weg in zahlreiche Organe. Es kommt also zu einer hämatogenen Streuung und einer Sepsis. Die Patientin leidet am Beginn der Erkrankung an uncharakteristischen Krankheitssymptomen wie Gliederschmerzen, geringem Fieber und Kopfschmerzen; in der Folge kommt es zu einem treppenartigen Fieberanstieg bis über 40° C mit nachfolgender bis zu drei Wochen andauernder Kontinua (gleichbleibendes Fieber, Fieber ohne wesentliche Schwankungen der Temperatur). Typisch, aber nicht obligat sind das Auftreten von Hautausschlägen am Bauch und Eintrübungen des Bewusstseins, wovon die Erkrankung auch ihren Namen hat, da „typhos" Nebel bedeutet. Während dieses Krankheitsstadiums treten Entzündungen des Gehirns, der Leber, der Knochen und anderer Organe, aber zu Beginn noch keine Durchfälle auf. Nach etwa einer Woche gelangen die Erreger über den Blutweg wiederum in die Darmschleimhaut, wo sie eine ulzeröse Entzündung mit erbsenbreiartigen und teilweise blutigen Durchfällen hervorrufen.

Paratyphus verläuft harmloser als Typhus.

Komplikationen: Als Komplikation kann es zu einer Darmperforation und einer Osteomyelitis (Entzündung des Knochenmarks) kommen. Bis zu 5 % der Gesundeten bleiben ein Leben lang Dauerausscheider. Reaktive Arthritiden (Gelenksentzündungen) können nach durchgemachter Erkrankung auftreten.

Diagnose: Der Erregernachweis ist in den ersten beiden Krankheitswochen nur über Blutkultur durchführbar, erst später kann der Erreger im Stuhl und im Urin nachgewiesen werden.

Prophylaxe: In Endemiegebieten sollte nur abgekochtes Trinkwasser verwendet werden; rohe Lebensmittel, die mit Leitungswasser zubereitet oder gewaschen wurden, sollten gemieden werden.

Gegen Typhus (nicht aber gegen Paratyphus) besteht die Möglichkeit einer oralen Lebendimpfung und einer parenteralen Totimpfung, die in etwa 60 % vor der Erkrankung schützen.

Therapie: Antibiotika; auch zur Sanierung von Dauerausscheidern.

10.2.7.2 Salmonella Enteritidis, Salmonella Typhimurium

Diese Erreger kommen meist in gesunden Tieren wie Geflügel, Schweinen und Rindern vor und gelangen vor allem über kontaminierte Produkte aus diesen Tieren in den menschlichen Organismus. An erster Stelle stehen ungenügend erhitzte Eier und Lebensmittel mit rohen Eiern wie Mayonnaise oder Süßspeisen. Auch rohe Fleischwaren wie Rohwurst oder Faschiertes können Infektionen hervorrufen, über Abtropfwasser von kontaminiertem (Hühner-)Fleisch können Lebensmittel, die roh verzehrt werden (wie Salat, Obst oder Gemüse), kontaminiert werden.

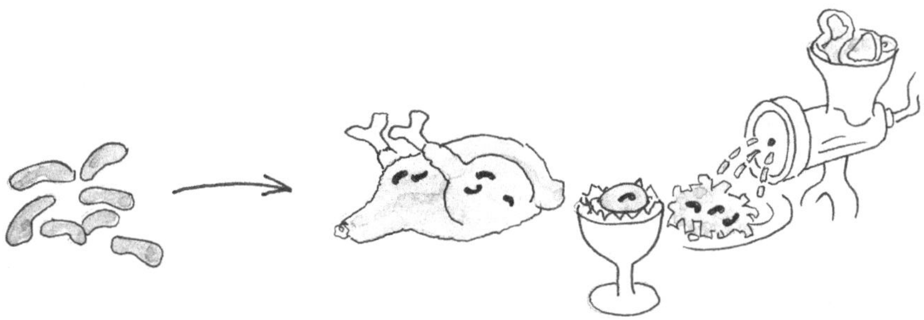

Abbildung 28: Salmonellen in Lebensmitteln

Übertragung: oral.

Inkubationszeit: wenige Stunden bis 3 Tage.

Krankheitsbild akute Gastroenteritis (Magen-Darm-Entzündung): Der Erreger wird in den meisten Fällen durch kontaminierte tierische Produkte übertragen, eine Übertragung von Mensch zu Mensch scheint aber möglich zu sein. Nach einer im Allgemeinen recht kurzen Inkubationszeit kommt es zu plötzlich auftretenden Durchfällen, Bauchschmerzen, eventuell Erbrechen, was mehrere Tage anhalten kann. Bei Kindern und älteren Personen kann es zur Dehydratation (zum Austrocknen) kommen.

Die Erkrankten können über Wochen den Erreger über den Stuhl ausscheiden und zu sogenannten Dauerausscheidern werden. Bei Kindern ist die Erregerausscheidung sogar über ein halbes Jahr beschrieben. Infizierte Personen und Dauerausscheider dürfen in Berufen, in denen sie mit Lebensmitteln in Kontakt kommen, nicht arbeiten. Regelmäßige Kontrollen von Dauerausscheidern müssen vorgenommen werden, es besteht Meldepflicht.

Diagnose: Erregernachweis im Stuhl und in Erbrochenem.

Prophylaxe: ausreichendes Erhitzen entsprechender Lebensmittel; Hühnerfleisch und rohe Eier immer getrennt von roh zu genießenden Speisen zubereiten; Arbeitsflächen usw. gründlich reinigen.

Therapie: symptomatische Therapie bei einer Gastroenteritis; bei Komplikationen und Dauerausscheidern Antibiotika.

10.2.8 Escherichia coli – E. coli

Zahlreiche Stämme dieser fakultativ anaeroben Stäbchen gehören zur Normalflora des Darmes beim Menschen und bei Säugetieren und verursachen keine Infektionen. Da E. coli mit dem Stuhl ausgeschieden wird, wird das Vorhandensein des Erregers im Trink- und Badewasser als Indikator für eine fäkale Verschmutzung herangezogen. Einige E.-coli-Stämme können sowohl exogene als auch endogene Infektionen hervorrufen und auch Ursache nosokomialer Infektionen sein. Durch den Erreger verursachte Darminfektionen sind exogener Natur, das heißt, der Erreger wurde durch verschmutztes Wasser oder durch kontaminierte Lebensmittel in den Darm aufgenommen. Zu den endogenen Infektionen, also Infektionen, die dadurch entstanden sind, dass „eigene" E. coli aus dem Darm in andere Organe gelangt sind, zählen Entzündungen der Harnwege, auch mit nachfolgender Sepsis, Bauchfellentzündungen (Peritonitis) durch Darmperforationen, aufsteigende Entzündungen der Gallenwege und der Gallenblase (Cholecystitis) sowie Wundinfektionen.

Neben den regelmäßig im Darm vorkommenden E. coli werden noch verschiedene Subtypen unterschieden, die zu speziellen Krankheitsbildern führen können.

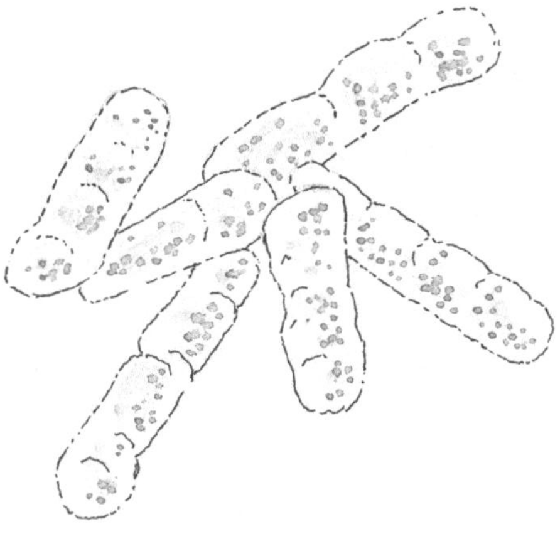

Abbildung 29: Escherichia coli

Krankheitsbilder durch Escherichia-coli-Subtypen

10.2.8.1 EHEC (Enterohämorrhagische E. coli)

Der Erreger bildet Endotoxine, die die Endothelzellen der Kapillaren schädigen und dadurch zu blutigen Durchfällen führen. EHEC kommt besonders im Darm von Wiederkäuern, wie Kühen und Schafen, vor und wird durch engen Kontakt mit diesen Tieren oder durch kontaminierte Lebensmittel oder Wasser übertragen. Auch die Übertragung von Mensch zu Mensch (Schmierinfektion) ist durch die für eine Infektion notwendige geringe Erregerzahl (weniger als 100) ohne Weiteres möglich.

Zu den meistgefährdeten Personen zählen junge Kinder, die sich vor allem über den Kontakt zu Tieren (z. B. Streichelzoo, Urlaub auf dem Bauernhof) und durch Rohmilch infizieren. Ältere Kinder und Erwachsene stecken sich eher über zu wenig gegartes Fleisch und durch Produkte wie Rohwurst, aber auch durch rohes Gemüse (Sprossen) an. Die Erkrankung tritt meist sporadisch auf, Epidemien sind aber möglich.

2011 kam es, ausgehend von Deutschland, in einigen europäischen Ländern zu einer EHEC-Epidemie mit zahlreichen schweren Krankheitsfällen und auch Toten. Als Ursache wurden verunreinigte Bockshornkleesprossen angenommen.

Inkubationszeit: wenige Tage.

Komplikationen: Besonders bei Kindern und bei Personen mit geschwächtem Immunsystem kann es im Rahmen der Erkrankung zum **hämolytisch-urämischen Syndrom, kurz HUS**, mit hämolytischer Anämie, Thrombozytopenie (Mangel an Blutplättchen) und Nierenversagen kommen. Einige Erreger, darunter auch EHEC, sind in der Lage, das Gerinnungssystem zu aktivieren, wobei es zur Ausbildung zahlreicher kleiner Thromben mit einer Verstopfung von Kapillaren und kleinen Arterien kommt. In der Niere führt dies letztendlich zum Nierenversagen. EHEC ist somit die häufigste Ursache des Nierenversagens im Kindesalter. Zusätzlich treten durch die Verbrauchskoagulopathie (Verbrauch von Gerinnungsfaktoren) und den Mangel an Thrombozyten petechiale Haut- und Schleimhautblutungen und blutige Stühle auf. Die Hämolyse, die Zerstörung der roten Blutkörperchen, führt zur Anämie und zum Ikterus.

Therapie: Eine symptomatische Therapie ist angezeigt. Bei der Anwendung von Antibiotika ist Vorsicht geboten, da durch die Zerstörung der

Erreger gefährliche Endotoxine vermehrt in den Körper gelangen. Das Nierenversagen macht häufig eine (vorübergehende) Hämodialyse (Blutwäsche) notwendig.

10.2.8.2 Enteropathogene E. coli (EPEC)

Dieser Escherichia-coli-Subtyp produziert ein Toxin, das die Mikrovilli der Darmschleimhaut zerstört und dadurch zu Durchfällen besonders bei Säuglingen (Säuglingsdiarrhoe) führt. Der Erreger wird durch verunreinigtes Wasser und durch Lebensmittel aufgenommen.

Auf eine rechtzeitige Substitution von Wasser und Elektrolyten ist unbedingt zu achten!

10.2.8.3 Enterotoxische E. coli (ETEC)

ETEC ist der Erreger der sogenannten Reisediarrhoe, einer Durchfallerkrankung, die vor allem in wärmeren Ländern mit schlechten hygienischen Bedingungen auftritt. Der Erreger produziert ein Enterotoxin, welches eine vermehrte Sekretion von Flüssigkeit aus den Darmepithelien bewirkt und so massive Durchfälle erzeugt.

Sowohl bei der Reisediarrhoe als auch bei der Säuglingsdiarrhoe müssen ausreichend Flüssigkeit und Elektrolyte substituiert werden, da es schnell zur Exsikkose kommen kann. In Ländern mit unzureichender Trinkwasseraufbereitung sollte das Wasser vor dem Genuss abgekocht werden und Obst und Gemüse geschält oder gekocht verzehrt werden!

10.2.8.4 Enteroinvasive E. coli (EIEC)

Auch diese Erreger werden durch verschmutztes Wasser und befallene Lebensmittel übertragen, sie befallen die Zellen der Darmschleimhaut und verursachen selbstlimitierende ruhrähnliche Durchfälle mit breiigen Stühlen. Die Erkrankung bedarf meist nur symptomatischer Therapie, die Durchfälle enden von selbst. In sehr schweren Fällen werden Antibiotika verabreicht.

E. coli ist einerseits ein nützlicher Keim der Normalflora des menschlichen Verdauungstraktes, der nur unter bestimmten Umständen Krankheitswert besitzt; andererseits existieren zahlreiche pathogene Stämme, die zum Teil lebensbedrohliche Erkrankungen verursachen können. E. coli wird auch als Fäkalkeim für die Beurteilung der Wasserqualität von Trinkwasser und Badegewässern herangezogen.

10.2.9 Shigellen

Shigellen sind den Colibakterien ähnliche gramnegative Stäbchen, von denen mehrere Gruppen bekannt sind, die alle Endotoxine bilden. Nur ein Erreger, nämlich Shigella dysenteriae Typ 1, bildet auch ein Exotoxin, das zu schweren toxischen Krankheitsbildern führen kann. Die Erkrankung kommt besonders in warmen Ländern mit ungenügenden Hygienestandards vor, der Erreger ist aber weltweit zu finden. Auch für diesen Keim gilt, dass in solchen Ländern ungekochte Lebensmittel und Leitungswasser gemieden werden sollen.

Übertragung: Shigellen werden durch Schmierinfektion von Mensch zu Mensch und über kontaminiertes Wasser übertragen, der einzige Wirt des Erregers ist der Mensch. Da für eine Infektion eine nur sehr geringe Keimzahl erforderlich ist, kann die Erkrankung auch durch Fliegen, die sich auf Lebensmitteln niederlassen, weitergegeben werden.

Krankheitsbild Shigellose („bakterielle Ruhr"): Nach einer Inkubationszeit von bis zu einer Woche, meist aber kürzer, kommt es zu wässrigen Durchfällen durch eine Entzündung des Kolons, die bei schwereren Verläufen auch blutig-schleimig sein und in typischer Weise mit schmerzhaften Koliken einhergehen können. Dieses Krankheitsbild entspricht der durch Amöben hervorgerufenen Ruhr, die Shigellose trägt deshalb auch die Bezeichnung „bakterielle Ruhr".

Inkubationszeit: 1–4 Tage.

Nachweis: Erregernachweis aus dem Stuhl.

Komplikationen: Das von S. dysenteriae Typ 1 erzeugte Exotoxin (Shigatoxin) kann in seltenen Fällen, ähnlich wie das Toxin, das von EHEC produziert wird, zu einem hämolytisch-urämischen Syndrom (HUS), zu reaktiven Gelenksentzündungen und zum Reiter-Syndrom führen. Das Reiter-Syndrom ist charakterisiert durch das gleichzeitige Auftreten einer Harnröhrenentzündung (Urethritis), Gelenksentzündungen (Arthritis) und einer Bindehautentzündung (Konjunktivitis).

Therapie: symptomatische Therapie wie Flüssigkeitsersatz; wegen Resistenzentwicklung sollten Antibiotika nur nach Durchführung eines Antibiogramms angewandt werden.

> Shigellen sind die Auslöser der **bakteriellen Ruhr**, einer entzündlichen Durchfallerkrankung. Auch Amöben (Protozoen) lösen eine Durchfallerkrankung aus, die den Namen Ruhr trägt.

10.2.10 Vibrio cholerae

Choleravibrionen sind gramnegative begeißelte Stäbchenbakterien, die zu schweren Durchfallerkrankungen führen. Der Erreger verursacht immer wieder Endemien und tritt besonders in Katastrophengebieten mit unzureichender Trinkwasseraufbereitung regelmäßig auf.

Übertragung: Choleravibrionen werden durch menschliche Fäkalien und im Besonderen durch fäkal verschmutztes Trinkwasser übertragen. Symptomlos Erkrankte stellen eine gefährliche Infektionsquelle dar.

Inkubationszeit: 1–5 Tage.

Krankheitsbild Cholera: Die Erreger führen durch ein von ihnen produziertes Exotoxin zu einer Schädigung der Darmschleimhaut, welche heftigste reiswasserartige Durchfälle und Erbrechen zur Folge hat. Die größte Gefahr geht von einer schnell auftretenden Exsikkose (Austrocknung) durch den enormen Flüssigkeits- (bis zu 20 Liter pro Tag) und Elektrolytverlust aus, die schnell zum Kreislaufversagen führen kann. Die Erkrankung führt unbehandelt in mehr als der Hälfte der Fälle zum Tod. Im Gegensatz zur Ruhr treten keine Krämpfe und auch kaum Fieber auf.

Nachweis: Mikroskopie, Kultur.

Prophylaxe: Wasseraufbereitung.

Es stehen mehrere Impfungen zur Verfügung, die aber nur unzureichenden Schutz bieten und teilweise auch schlecht vertragen werden. Empfohlen wird bei Reisen in Endemiegebiete (Katastrophenhelfende) eine Impfung mit einem Totimpfstoff.

Therapie: ausreichender Ersatz von Flüssigkeit und Elektrolyten, eventuell antibiotische Therapie.

> Die Cholera ist eine gefürchtete Erkrankung in Katastrophengebieten mit unzureichender Trinkwasseraufbereitung.

10.2.11 Nicht-Cholera-Vibrionen

Nicht-Cholera-Vibrionen produzieren das Choleratoxin, welches zu den heftigen Durchfällen führt, nicht; sie führen aber nichtsdestotrotz zu Durchfallerkrankungen und auch zu Wundinfektionen. Diese Erreger kommen vor allem in leicht salzigen Gewässern wie Brackwasser, aber auch in Binnenseen (Neusiedlersee) vor und vermehren sich besonders gut ab einer Wassertemperatur über 20°C.

Berichten zufolge treten Infektionen vor allem in der wenig salzhaltigen Ostsee, in flachen Küstenregionen der Nordsee, des Mittelmeeres und des Atlantiks auf, sind aber insgesamt recht selten. Betroffen sind in erster Linie ältere und immungeschwächte Personen.

Übertragung: Nicht-Cholera-Vibrionen können zu Wundinfektionen oder auch zu Infektionen des äußeren Gehörganges beim Baden und zu Magen-Darm-Infektionen vor allem durch den Verzehr nicht ausreichend gegarter Meeresprodukte kommen.

Inkubationszeit: Die Inkubationszeit ist kurz und liegt zwischen wenigen Stunden und drei Tagen.

Krankheitsbilder:

- **Wundinfektion:** Auffallend sind die starken Wundschmerzen, die häufig in keiner Relation zur sichtbaren Wunde stehen. Es entstehen schnell tiefe Gewebsnekrosen, die zu hohem Fieber und Sepsis führen können. Bei zu langsamen Gegenmaßnahmen können Amputationen und Tod die Folgen sein.
- **Magen-Darm-Infektion:** Meist kommt es zu milde verlaufenden Durchfällen mit Darmkrämpfen, Übelkeit und Erbrechen. Auch über den Darm kann es zu einer systemischen Ausbreitung der Erreger und zur Sepsis kommen.

Diagnose: Anamnese (Baden), Wundabstrich.

Therapie: rechtzeitig Antibiotika! Wenn nötig chirurgische Behandlung bis hin zur Amputation.

10.2.12 Campylobacter jejuni

Campylobacter jejuni ist ein spiralförmig gekrümmtes, gramnegatives Stäbchen, dessen Reservoir vor allem Tiere wie Geflügel, Schweine, Schafe und Rinder, aber auch Hunde und Katzen darstellen. Es ist gemeinsam mit den Salmonellen der häufigste Erreger bakteriell verursachter Durchfallerkrankungen in unseren Breiten. Die Erkrankung tritt vor allem in der warmen Jahreszeit auf und betrifft überwiegend Kinder und junge Menschen.

Übertragung: Die Übertragung auf den Menschen erfolgt vor allem durch nicht ausreichend gekochtes Fleisch, besonders Hühnerfleisch, durch rohe, nicht pasteurisierte, Milch oder durch kontaminierte Fleisch- und Milchprodukte. Die Übertragung durch den innigen Kontakt mit Haustieren ist ohne Weiteres möglich.

Inkubationszeit: 2–5 Tage.

Krankheitsbild Campylobacter-Enteritis: Die Erkrankung beginnt mit Allgemeinsymptomen wie Kopf- und Gliederschmerzen und hohem Fieber. Die Patienten fühlen sich matt und schwach. Dann treten schleimig-breiige, teilweise auch blutige Durchfälle mit kolikartigen Bauchschmerzen auf.

Nachweis: Stuhlkultur, PCR.

Komplikationen: Es kann in der Folge (wie auch nach anderen Infektionskrankheiten) zum Auftreten einer reaktiven Arthritis (Gelenksentzündung) und des Guillain-Barré-Syndroms, einer Nervenentzündung mit Parästhesien (Empfindungsstörungen) in Händen und Füßen und einer aufsteigenden schlaffen Lähmung der Beine, kommen. Zunehmend kann die Becken- und Rumpfmuskulatur, im ungünstigsten Fall die Atemmuskulatur, betroffen sein, was eine künstliche Beatmung nach sich ziehen kann. Bei der Mehrzahl der Patientinnen bleiben geringfügige neurologische Beeinträchtigungen bestehen.

Therapie: Da die Durchfallerkrankung häufig von selbst abheilt, wird nur in schweren Fällen eine Antibiotikatherapie empfohlen. Ersatz von Flüssigkeit und Elektrolyten.

> Campylobacter jejuni ist bei uns einer der häufigsten Verursacher bakterieller Durchfallerkrankungen und tritt überwiegend in den Sommermonaten auf.

10.2.13 Helicobacter pylori

Dieses spiralförmige Stäbchen lässt sich in Ländern mit geringen Hygienestandards schon bei Kindern verbreitet nachweisen, in den Industrieländern korreliert die Durchseuchung etwa mit dem Lebensalter (etwa 20 % der 20-Jährigen, 30 % der 30-Jährigen etc.). Ab dem 60. Lebensjahr sind etwa 50 % der Bevölkerung latent infiziert.

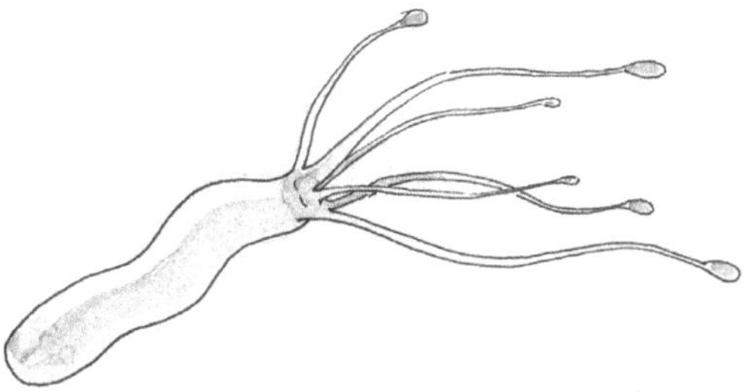

Abbildung 30: Helicobacter pylori

Übertragung: Der Mensch ist das einzige Erregerreservoir; die Übertragung erfolgt wahrscheinlich nicht nur fäkal-oral, sondern auch oral-oral (Speichel).

Der Erreger produziert Enzyme, welche die Gastrinproduktion im Magen anregen, wodurch vermehrt aggressive Magensäure gebildet wird. Wird die Schleimhaut im Magen und im Zwölffingerdarm (Duodenum) noch zusätzlich durch schädigende Einflüsse, wie Alkohol, Nikotin oder Stress, ungünstig beeinträchtigt, können Entzündungen und Geschwürsbildungen auftreten. Der Erreger selbst schützt sich durch ein harnstoffspaltendes Enzym gegen die Wirkung des sauren Magensaftes.

Krankheitsbild bakterielle Gastritis: Der Erreger kann sowohl Ursache chronischer Entzündungen der Magenschleimhaut (chronische Gastritis Typ B) als auch der Schleimhaut des Zwölffingerdarms sein und in der Folge zu Magengeschwüren (Ulcus ventriculi) oder Zwölffingerdarmgeschwüren (Ulcus duodeni) führen. Der chronische Entzündungsreiz begünstigt schließlich die Entwicklung von Karzinomen in den erwähnten Organen.

Helicobacter pylori gilt daher als Risikofaktor für die Entstehung des Magenkarzinoms und des MALT-Lymphoms (mucosa-associated lymphoid tissue), einer bösartigen lymphatischen (B-Zell-Lymphom) Erkrankung der Magenschleimhaut.

Erregernachweis: Indirekter Nachweis: ^{13}C- Atemtest. Dabei wird ^{13}C-markierter Harnstoff oral verabreicht. Eventuell vorhandener H. pylori spaltet den Harnstoff (CH_4N_2O) in Ammoniak und Kohlendioxid, das Isotop ^{13}C wird in der Atemluft (CO_2) nachweisbar. Helicobacter pylori kann auch im Stuhl nachgewiesen werden.

Direkter Nachweis: Ein Beweis für eine durch H. pylori verursachte Gastritis kann nur durch Gastroskopie mit Schleimhautbiopsie erbracht werden.

Therapie: Eradikationstherapie (völliges Beseitigen des Erregers): Kombination zweier Antibiotika mit einem Protonenpumpenhemmer (reduziert die Magensäure).

Die Besiedlung der Darmschleimhaut mit Helicobacter pylori ist in Entwicklungsländern besonders hoch. In den westlichen Industrieländern korreliert die Prävalenz mit den Lebensjahren.

10.3 Schraubenförmige Bakterien – Spirochäten

Bei dieser Erregergruppe handelt es sich um gramnegative, gewundene Bakterien, die um ihre eigene Achse rotieren. Ihnen gemeinsam ist ein typischer zyklischer Verlauf der durch sie hervorgerufenen Erkrankungen.

10.3.1 Borrelien

Borrelien sind gramnegative, unregelmäßig spiralförmig gewundene Stäbchenbakterien. Sie bewegen sich durch Rotation um ihre eigene Achse. Der wichtigste Stamm ist Borrelia burgdorferi. Andere Borrelienarten verursachen das Rückfallfieber, das in unseren Breiten jedoch kaum Krankheitsbedeutung hat.

10.3.1.1 Borrelia burgdorferi

Borrelia burgdorferi kommt vor allem in der nördlichen Hemisphäre, also in Nord-, Mittel- und Osteuropa, in Nordamerika, aber auch in Australien vor. Die Infektion weist naturgemäß einen Gipfel in den Sommermonaten auf, da in der warmen Jahreszeit Zecken (gemeiner Holzbock) als Überträger sehr häufig im Gebüsch und im Gras aufzufinden sind.

Übertragung: Das **Erregerreservoir** besteht vor allem aus Mäusen und Wildtieren, von denen der Erreger auf blutsaugende Zecken übertragen wird. Durch Zeckenstich können die Borrelien in der Folge in den menschlichen Organismus gelangen, insbesondere wenn die Zecke über mehrere Stunden am Menschen verbleibt.

Inkubationszeit: Da die Erkrankung in aufeinanderfolgenden Stadien verläuft, variieren die Inkubationszeiten für die unterschiedlichen Erkrankungsstadien deutlich:

- Stadium I: wenige Tage bis mehrere Wochen
- Stadium II: Wochen bis Monate
- Stadium III: kann auch erst nach Jahren auftreten

Krankheitsbild Borreliose (Lyme desease): Typisch für Spirochäten ist der Verlauf in 3 Stadien:

- **Stadium I:** An der Stichstelle kommt es zu einer typischen lokalen Rötung, der sogenannten Wanderröte (Erythema migrans). Es handelt sich um ein scharf begrenztes Erythem, das sich zentrifugal (von innen nach außen) ringförmig ausbreitet und gleichzeitig in der Mitte abblasst. Die Rötung kann allein, aber auch in Gesellschaft unspezifischer Symptome wie Fieber, Kopf- und Muskelschmerzen auftreten. Bei Kindern können subkutane Knötchen besonders im Bereich der Ohrläppchen, der Brustwarzen und des äußeren Genitales auftreten. Dabei handelt es sich um ein Lymphozytom, eine in diesem Falle gutartige Wucherung der Lymphozyten.

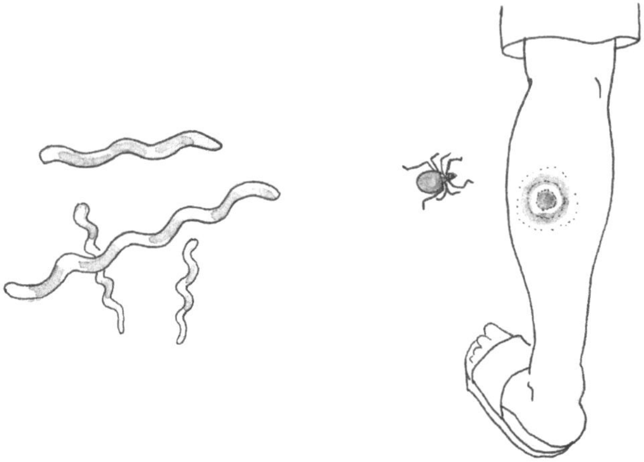

Abbildung 31: Borrelien und Wanderröte

- **Stadium II:** Dissemination (Streuung) in andere Organe. Interessant erscheint die Tatsache, dass rote Flecken, die sich im ersten Stadium nur an der Einstichstelle zeigen, nun auch mehrfach an Hautstellen auftreten können, an denen kein Zeckenstich stattgefunden hat, falls sich der Erreger schnell im Körper ausbreitet (frühe Dissemination). Das Erythem kann andererseits aber auch gänzlich fehlen. Nach wenigen Wochen besteht schon in diesem Stadium die Möglickeit des Auftretens einer frühen Form der Neuroborreliose, die **Meningoradiculitis Bannwarth**; durch Befall des Nervensystems kommt es zu reversiblen neurologischen Symptomen wie Sensibilitätsstörungen, Schmerzen oder schlaffen Lähmungen der Skelettmuskulatur, einer Facialisparese (Gesichtsnervlähmung) und bei Kindern auch häufig zu einer **Meningoencephalitis** (Entzündung des Gehirns und der Hirnhäute); selten kommen **Myokarditis** (Herzmuskelentzündung) und **arthritische Beschwerden** (Gelenksentzündungen) dazu.
- **Stadium III:** Persistenz (Fortbestehen). In diesem Stadium können irreversible neurologische Beschwerden, die späte Form der **Neuroborreliose** auftreten. Diese Form ist jedoch sehr selten, mit Lähmungen der quergestreiften Muskulatur, Sprechstörungen, Blasenent-

leerungsstörungen, epileptischen Anfällen, manchmal begleitet von psychischen Symptomen wie Halluzinationen. Typisch ist das Auftreten arthritischer Beschwerden an den großen Gelenken, die sogenannte Lyme-Arthritis, und eine zunehmende Atrophie der Haut, besonders an den Akren (Händen und Füßen), die Acrodermatitis chronica atrophicans. Dieses Stadium kann Monate, ja sogar Jahre nach dem Zeckenbiss ausbrechen.

Auffallend ist, dass bei Weitem nicht jede Infizierte die Krankheit entwickelt und dass bei Ausbruch der Erkrankung auch nicht alle Stadien durchlaufen werden müssen.

Nachweis: Antikörper aus Liquor und Blut, kultureller Nachweis.

Prophylaxe: möglichst frühzeitige Entfernung der Zecke, da der Erreger meist erst 24–48 Stunden nach dem Stich in den menschlichen Organismus gelangt.

Stichstelle beobachten!

Ein Impfstoff ist in Entwicklung.

Therapie: Antibiotika.

Borrelien und FSME-Viren werden durch Zeckenstich übertragen. Gegen Borrelien existiert zurzeit noch keine Impfung, sie sind aber gut mit Antibiotika behandelbar. FSME-Erkrankungen können durch eine Impfung verhindert werden, Antibiotika sind naturgemäß (Virusinfekt) nicht wirksam.

10.3.2 Treponema pallidum

Dieses spiralförmige Stäbchen ist der Erreger der Syphilis oder Lues, einer Geschlechtskrankheit.

Übertragung: Das Erregerreservoir ist ausschließlich der Mensch. Die Übertragung erfolgt durch sexuelle Kontakte, ein Anstieg von Neuinfektionen wird besonders bei homosexuellen Männern beobachtet, oft gemeinsam mit HIV und Syphilis.

Das höchste Risiko einer Übertragung besteht im Stadium 1 der Erkrankung, im Stadium 3 besteht hingegen kein Infektionsrisiko mehr.

Auch eine diaplazentare Übertragung von der Mutter zum Kind ist möglich.

Inkubationszeit: Ähnlich der Borreliose variieren auch hier die Inkubationszeiten der unterschiedlichen Stadien stark: Stadium I: 2–4 Wochen; Stadium II tritt etwa 6 Wochen nach Abheilen des Primäraffektes auf, Stadium III erst nach mehreren Jahren.

Krankheitsbild Lues (Syphilis): Auch diese durch Spirochäten hervorgerufene Erkrankung zeigt einen typischen Verlauf in 4 Stadien:

- **Stadium I oder primäre Lues (Lues I):** Dabei handelt es sich um die lokale Infektion. Es kommt an der Eintrittspforte (beim Mann meist an der Eichel, bei der Frau an den äußeren Genitalien) zu einem derben, wenig schmerzhaften Knötchen, aus dem sich ein ebenfalls schmerzarmes Ulkus (Geschwür) entwickelt. Dieses Ulkus wird auch als harter Schanker oder Ulcus durum bezeichnet (im Gegensatz zum weichen Schanker oder Ulcus molle). Zusätzlich zu diesem Geschwür treten lokale Lymphknotenschwellungen auf. Gemeinsam bilden sie den **syphillitischen Primärkomplex**, der nach etwa 4–6 Wochen abheilt. Solange das Geschwür bestehen bleibt, besteht hohe Ansteckungsgefahr!
- **Stadium II oder sekundäre Lues (Lues II):** Dissemination (Streuung): Wird die Erkrankung im ersten Stadium nicht erfolgreich behandelt, kommt es zur lymphogenen und hämatogenen Streuung des Erregers mit unterschiedlichsten Symptomen. Es treten Allgemeinsymptome wie Fieber, Kopfschmerzen, generalisierte Lymphknotenschwellungen und Gelenksschmerzen auf. Typisch für dieses Stadium sind Hautausschläge am Körperstamm und umschriebener Haarausfall. An den Schleimhäuten werden Enantheme sichtbar. Im Genital- und Analbereich kann es zum Auftreten von Feigwarzen (Condylomata lata) kommen. Die-

ses Stadium kann mit wechselnder Symptomatik mehrere Jahre andauern, in 30 % der Fälle heilt es spontan aus, es kann aber auch in das nächste Stadium übergehen.

- **Stadium III oder tertäre Lues (Lues III)**: Persistenz: Jahre bis Jahrzehnte nach der Infektion entwickeln sich bei etwa einem Drittel der Patienten in zahlreichen Organen Gummen (nekrotisierende prallelastische Granulome), eine Mesoartitis syphylitica (entzündlicher Befall der Aortenwand) mit der Gefahr einer Aneurysmenbildung und tuberöse (knollige, wölbende) Hauterscheinungen.
- **Stadium IV oder Neurolues oder quartäre Lues:** Heute kommt es wegen der Therapiemöglichkeiten der Lues sehr selten zu diesem fortgeschrittenen Stadium mit einem Befall des Rückenmarks **(Tabes dorsalis)**, mit Schmerzen und Sensibilitätsstörungen in den Beinen und Gangstörungen **(Ataxie)**. Auch die Hirnhäute und das Gehirn können befallen werden, was Demenz, Halluzinationen und psychische Veränderungen zur Folge hat.

Besonders schwere Verläufe können bei AIDS-Kranken beobachtet werden.

Krankheitsbild Lues connata (angeborene Lues): Bei Infektion der werdenden Mutter kann es zu einer Infektion des Ungeborenen kommen. Je nach Infektionsstadium sind Totgeburten, Fehlbildungen des Neugeborenen oder die Entwicklung von Symptomen erst Wochen nach der Geburt möglich.

Überlebt das Ungeborene und treten die Symptome schon früh, das heißt innerhalb des ersten Lebensjahres, auf, spricht man von einer **Lues connata praecox (frühe angeborene Lues)**, die von der Symptomatik her einer Lues II entspricht. Typisch sind ein blutiger Schnupfen (syphilitische Koryza), Bläschen besonders an den Handflächen und Fußsohlen (syphilitischer Pemphigus), eine Scheinlähmung der Arme durch Epiphysenlösung und Beeinträchtigungen der Leber, Milz und Niere.

Bei der **späten angeborenen Lues (Lues connata tarda)** treten die Symptome erst ab dem 3. Lebensjahr auf. Es kommt zu Entwicklungsstörungen des Skeletts mit Sattelnase, tonnenförmigen Zähnen, einer Verformung des Schienbeins (Säbelscheidentibia) und einer Degeneration des Rückenmarks mit typischen Gangstörungen (Tabes dorsalis).

Nachweis: mikroskopischer Erregernachweis, PCR, Serologie.

Prophylaxe: Kondom.

Therapie: Antibiotika; Mittel der Wahl ist Penicillin G.

Dank der Entwicklung des Penicillins werden heute kaum mehr fortgeschrittene Stadien der Syphilis beobachtet.

10.4 Bakterienähnliche Erreger – Intrazellulär wachsende Bakterien

Die im Folgenden abgehandelten Erreger wachsen intrazellulär, das heißt innerhalb lebender Zellen, sie sind aber Bakterien mit einem eigenen Stoffwechsel.

10.4.1 Chlamydien

Chlamydien sind gramnegative bakterienähnliche Erreger, die intrazellulär leben. Die Durchseuchung mit dem Erreger ist weltweit sehr hoch, es werden mehrere Arten unterschieden. Sie befallen Epithelzellen unterschiedlicher Lokalisation.

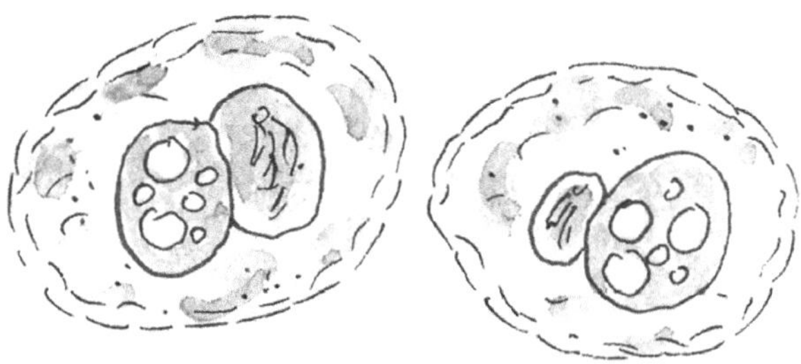

Abbildung 32: Chlamydien

10.4.1.1 Chlamydophila trachomatis

C. trachomatis befallen Epithelzellen des Urogenitaltraktes, des Respirationstraktes und der Bindehaut, dementsprechend können sie verschiedene Erkrankungen auslösen.

Übertragung: Man findet den Erreger im Urogenitaltrakt, besonders im Bereich der Zervix des Uterus und der Vagina, von wo aus er durch Schmierinfektion übertragen wird und häufige sexuell übertragbare Erkrankungen auslöst.

Inkubationszeit: 1–3 Wochen.

Krankheitsbilder:

- **Trachom:** Bei dieser Erkrankung handelt sich um eine chronische Entzündung der Bindehaut und der Hornhaut des Auges; sie stellt die häufigste infektiöse Ursache der Erblindung dar. Die Erkrankung tritt hauptsächlich in den Tropen auf, der Erreger wird häufig durch den Kontakt kontaminierter Hände der Erkrankten übertragen.
- Bei vaginaler Entbindung kann der Erreger auf das Kind übertragen werden und zu schweren Augenentzündungen führen. Granulomatöse Entzündungsreaktionen führen zudem zur Vernarbung der Augenlider.
- Urogenitalinfektionen durch Chlamydia trachomatis sind auch bei uns häufig nachweisbar, aber noch nicht wirklich in das Bewusstsein der Menschen gelangt. Zahlreiche Chlamydieninfektionen verlaufen asymptomatisch, führen aber nicht selten aufgrund einer Harnröhrenentzündung beim Mann und einer Eileiterentzündung der Frau zu Sterilität und Eileiterschwangerschaften. Chlamydieninfektionen stehen auch im Verdacht, Frühgeburten auszulösen. Zudem besteht auch die Gefahr der Übertragung auf das neugeborene Kind während der Geburt, was die oben beschriebene Bindehautentzündung, aber auch (Mittel-)Ohrentzündungen und bei Aspiration sogar Lungenentzündungen hervorrufen kann.

- Eine vorwiegend in den Tropen vorkommende sexuell übertragbare Erkrankung, das **Lymphogranuloma venereum**, wurde in Europa vor allem bei **HIV-infizierten Männern nachgewiesen**. Hier treten am Ort der Infektion zunächst Bläschen, dann Geschwüre auf, die narbig abheilen und zu Stenosen, Abszessen und Fisteln im Analbereich führen können.

Nachweis: direkter Erregernachweis, Zellkultur, Antigennachweis, Antikörpernachweis.

Therapie: Antibiotika.

> In Entwicklungsländern erblinden nach wie vor Menschen durch chlamydieninduzierte Augenentzündungen.

10.4.1.2 Chlamydophila psittaci

Das Erregerreservoir sind Vögel, besonders Papageien und Wellensittiche; der Erreger wird über den Kot der Vögel ausgeschieden.

Übertragung: aerogen über chlamydienhaltigen Staub, direkter Kontakt mit infizierten Vögeln.

Inkubationszeit: 1–4 Wochen.

Krankheitsbild Psittakose (Ornithose, Papageienkrankheit): Der Erreger ruft besonders bei Vogelzüchterinnen aber auch Vogelbesitzern atypische Pneumonien mit trockenem Husten hervor. Die Erkrankung ist selten, aber hoch ansteckend; sie zählt zu den meldepflichtigen Krankheiten.

Nachweis: Erregerkulturen dürfen wegen der Virulenz des Erregers nur in Spezriallabors angelegt werden. PCR, Antikörpernachweis.

Therapie: Antibiotika.

10.4.2 Mykoplasmen

Mykoplasmen sind kleine anaerobe Bakterien, die aufgrund des Fehlens von Murein keine vollständige Zellwand besitzen. Einige von ihnen sind Bestandteile der physiologischen Flora des Menschen und kommen auf den Schleimhäuten des Verdauungstraktes vor.

Übertragung: endogen durch fakultativ pathogene Erreger der Normalflora oder aerogen durch Tröpfcheninfektion.

Krankheitsbilder: Die hoch ansteckenden M.-pneumoniae-Erreger führen häufig, besonders im Kindesalter, zu Entzündungen der oberen Luftwege (Pharyngitis, Tracheitis, Bronchitis), die mit Halsschmerzen und trockenem Husten einhergehen und so gut wie immer von selbst abklingen.

- **Interstitielle Mykoplasmenpneumonien** werden durch denselben Erreger verursacht. Es entwickelt sich eine atypische Lungenentzündung mit Fieber und trockenem Husten und häufig lange andauernder Müdigkeit und Abgeschlagenheit. Komplikationen wie das Auftreten einer hämolytischen Anämie, Gelenksentzündungen oder Myokarditis werden beschrieben.
- **Harnwegsinfekte:** Mykoplasma hominis kann aus dem Darm in die Harnwege gelangen und dort zu Entzündungen führen.

Nachweis: serologisch, Kultur.

Therapie: Antibiotika.

11 Virologie

11.1 Allgemeines über Viren

Viren sind im Gegensatz zu Bakterien keine vollständigen Lebewesen, ihnen fehlt zur Vollständigkeit entweder die DNA oder die RNA. DNA und RNA sind sogenannte Nukleinsäuren, sie werden einerseits bei der Zellteilung, andererseits für die Synthese von Proteinen benötigt.

Die DNA (Desoxyribonucleid Acid) findet man bei menschlichen Zellen im Zellkern. Sie ist der Träger der genetischen Information, in ihrer Gesamtheit bildet sie die Chromosomen.

Die RNA (Ribonucleid Acid) kommt sowohl im Zellkern als auch im Zytoplasma vor. Ihre Aufgaben sind das Ablesen der genetischen Information an der DNA für die Bildung von Proteinen und der Transport dieser Information an die Ribosomen im Zytoplasma. An den Ribosomen ist die RNA wesentlich an der Umsetzung der Information und an der Proteinbiosynthese beteiligt.

DNA (Desoxyribonucleid Acid) – Synonym: DNS (Desoxyribonukleinsäure)

RNA (Ribonucleid Acid) – Synonym: RNS (Ribonukleinsäure)

11.2 Aufbau von Viren

Viren bestehen im Wesentlichen aus einem Nukleotid, das entweder aus DNA oder RNA besteht, und einer Ummantelung aus Proteinen (Eiweißen), dem Kapsid. Einige Viren besitzen noch eine weitere Hülle aus Lipiden und Glykoproteinen, die aus Membranen der Wirtszelle stammen. Sie haben den gleichen Aufbau wie Zellmembranen, nämlich zwei Schichten: hydrophile Köpfchen und hydrophobe Schwänzchen. Behüllte Viren können einerseits, ähnlich der Exozytose, Wirtszellen verlassen, ohne deren Zellmembran aufzulösen, andererseits werden sie durch diese Verhüllung vor dem Immunsystem versteckt – oder anders gesagt: von ihm nicht erkannt. Viren ohne diese äußere Hülle werden als **nackte Viren** bezeichnet, andere als **umhüllte Viren**.

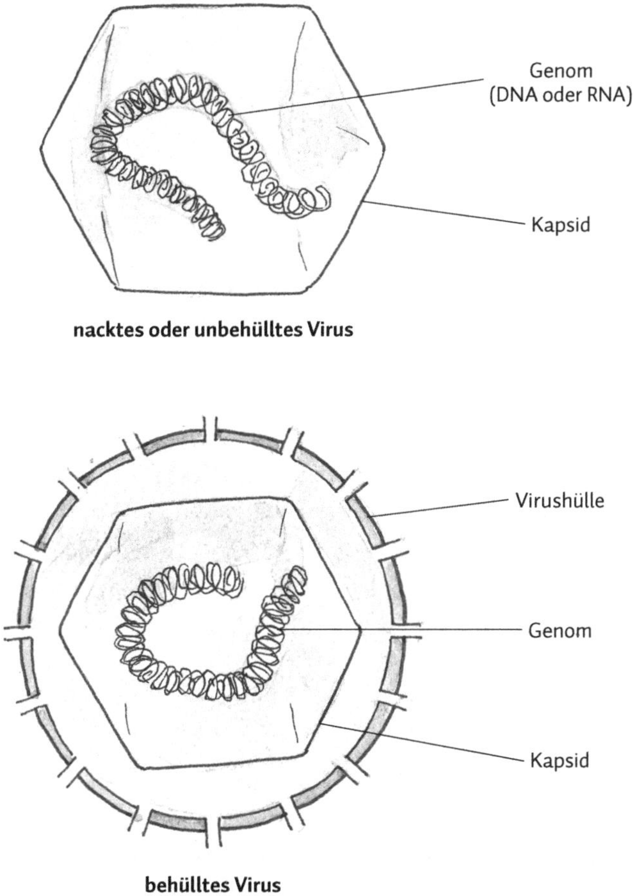

Abbildung 33: Schema eines nackten und eines umhüllten Virus

Viren benötigen für ihre Vermehrung Wirtszellen; das heißt, sie dringen in Körperzellen ein und „benützen" jene Nukleinsäure der Wirtszelle, die ihnen selbst fehlt. Sie sind demnach zelluläre Parasiten. Mit wenigen Ausnahmen vermehren sich RNA-Viren im Zytoplasma der befallenen Zelle, DNA-Viren im Zellkern der Wirtszelle. Viren, die ausschließlich Bakterien als Wirt benützen, heißen **Bakteriophagen**.

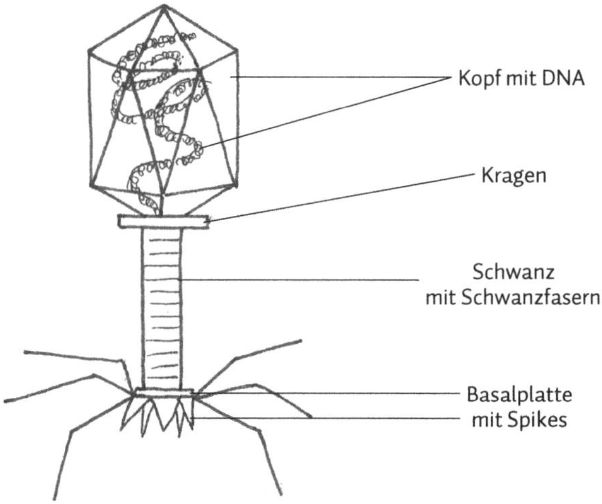

Abbildung 34: Bakteriophage

Durch die Manipulation der zelleigenen Nukleinsäuren können Viren Ursache maligner Umwandlung von Zellen sein und so die Entstehung bösartiger Tumoren bewirken (Humanes Papillomavirus – HPV oder Epstein-Barr-Virus – EBV).

Einige Viren können nach der Infektion latent im Organismus bestehen bleiben und nur unter bestimmten Umständen (wiederkehrende) Erkrankungen verursachen (Herpes-Simplex-Viren Typ 1 und Typ 2 – HSV 1/2 oder Varizella-Zoster-Viren – VZV).

Andere können nach jahrelanger Inkubationszeit zu schwerwiegenden Erkrankungen führen, wie die subakute sklerosierende Panenzephalitis nach Masern. Wir sprechen dann von einer Slow-Virus-Infektion.

11.3 Vorgänge in der Wirtszelle

Viren befallen lebende Zellen und benützen ihre Nukleinsäuren, um sich vermehren und Proteine synthetisieren zu können. Dazu dringen Viren in die Zelle ein und setzen ihre Nukleinsäure frei, um die jeweils fehlende DNA oder RNA des Wirtes für die Virusvermehrung oder für die Proteinsynthese zu nützen. Die neu entstandenen Viren werden durch Exozytose ausgeschleust – oder die neu gebildeten Viren werden durch Platzen der Wirtzelle freigesetzt.

11.4 Übertragungswege viraler Infektionen

Viren können von Mensch zu Mensch durch **direkten Kontakt** übertragen werden. Viele Körpersekrete und Körperausscheidungen beinhalten bei Infektionen Viren, die Übertragung kann demnach **fäkal-oral** durch **Schmierinfektion** oder bei **sexuell** übertragbaren Erkrankungen (STD: Sexually Transmitted Diseases) durch Geschlechtsverkehr stattfinden.

Viele Viren, wie jene, die Infektionen des Respirationstraktes hervorrufen, werden durch **Tröpfcheninfektion** oder **aerogen** übertragen – andere benötigen **Vektoren** wie Mücken, Flöhe oder Zecken.

Jene Viren, die durch Blut weitergegeben werden, gelangen **parenteral** durch „needle sharing" im Drogenmilieu, bei Nadelstichverletzungen, durch kontaminierte Instrumente im Gesundheitsbereich oder durch Verabreichung virushaltiger Blutkonserven oder anderer Blutprodukte in den menschlichen Organismus.

Einige Viren sind plazentagängig und infizieren **vertikal/diaplazentar** das ungeborene Kind.

11.5 Nachweis von Virusinfektionen

Im **Blutbild** fällt bei viralen Infektionskrankheiten häufig insbesondere eine Lymphopenie (eine Verminderung der Lymphozytenzahl) auf. Außerdem kommt es im Gegensatz zu bakteriell verursachten Erkrankungen kaum zu einer Erhöhung des C-reaktiven Proteins (CRP).

Der spezifische Nachweis einer Virusinfektion kann entweder direkt durch den Nachweis von Viren oder Virusbestandteilen oder indirekt durch den Nachweis von Antikörpern gegen das Virus geführt werden.

11.5.1 Elektronenmikroskopischer Nachweis

Viren können, anders als Bakterien, aufgrund ihrer geringen Größe (15–400 Nanometer) nicht unter dem Lichtmikroskop gesehen, sondern nur mit dem Elektronenmikroskop nachgewiesen werden. Bei der ungleich aufwendigeren Methode der Elektronenmikroskopie stehen die Anschaffungskosten von Elektronenmikroskopen oft in keinem Verhältnis zum Nutzen der Methode beim Virusnachweis.

11.5.2 Kultureller Nachweis von Viren

Da sich Viren außerhalb von Wirtszellen nicht vermehren und somit nicht züchten lassen, ist die Vermehrung auf herkömmlichen Nährmedien nicht möglich. Für die Anzucht von Viren sind deshalb lebende Zellen notwendig; man verwendet als Nährboden bebrütete Hühnereier oder häufiger Zellkulturen. Die mittels Zellkultur gewonnenen Viren müssen nun durch andere Methoden, wie die Immunfluoreszenzmethode oder durch PCR, spezifisch nachgewiesen werden.

11.5.3 Polymerase Chain Reaction (PCR) – Polymerase-Kettenreaktion

Durch die PCR lässt sich das (meist nur in geringen Mengen vorhandene) virale Genmaterial, in anderen Worten die DNA der Viren, kopieren und so millionenfach vermehren. Bei Viren, die nur RNA enthalten, kann durch das Enzym „Reverse Transkriptase" die komplementäre DNA hergestellt werden, die dann vervielfacht wird.

11.5.4 Immunfluoreszenz

Die Immunfluoreszenzmethode beruht auf dem Prinzip der Antigen-Antikörper-Reaktion, wobei die Immunkomplexe durch fluoreszierende Farbstoffe unter dem Mikroskop sichtbar gemacht werden. Als Ausgangsbasis verwendet man mit Fluorchromen markierte Antikörper gegen bestimmte Viren, auf die die Virusantigene aufgebracht werden. Kommt es zu einer Antigen-Antikörper-Reaktion, tritt die Farbreaktion ein und das Virus kann im Fluoreszenzmikroskop nachgewiesen werden.

11.5.5 Serologischer Antikörpernachweis

Antikörper aus Patientenserum können mittels unterschiedlicher Methoden auf der Basis von Antigen-Antikörper-Reaktionen nachgewiesen werden. So lassen sich je nach nachgewiesenen Antikörpern frische Infektionen und erfolgreiche Immunisierung, auch nach Impfungen, nachweisen. Zu den Methoden des serologischen Nachweises von Antikörpern gehören zum Beispiel die Kompliment-Bindungs-Reaktion, der Hämagglutinations-Hemmungs-Test, der ELISA- und der Western-Blot-Test.

Exkurs: Nachweis von HIV

HIV wird durch den ELISA-Test und den Western-Blot-Test nachgewiesen. Üblicherweise wird zuerst der ELISA-Test durchgeführt, der zwar sehr sensibel (das heißt, es ist schon bei geringer Viruskonzentration im Serum ein positives Ergebnis zu erwarten), andererseits aber nicht sehr spezifisch ist, was bedeutet, dass es durchaus zu falsch-positiven Ergebnissen kommen kann.

Beim Western-Blot-Test verhält es sich genau umgekehrt, er ist sehr spezifisch für HIV, jedoch weniger sensibel als der ELISA-Test.

Für die Praxis bedeutet diese Erkenntnis, dass der ELISA als Suchtest angewandt wird und ein positives Ergebnis durch einen Western-Blot-Test bestätigt werden muss.

Nachweismethoden

- direkter und indirekter ELISA-Test: Antikörpernachweis, Antigennachweis
- Western Blot: Proteinnachweis
- Southern Blot: DNA-Nachweis
- Northern Blot: RNA-Nachweis

11.6 Therapie von Virusinfektionen

Viren sind aufgrund ihrer Struktur und ihres parasitären Zellbefalls nicht empfindlich gegen Antibiotika. Es stehen aber für einige Viruserkrankungen Medikamente, sogenannte Virostatika, zur Verfügung, die in unterschiedliche Ebenen der Virusvermehrung in der Zelle und in die Vorgänge während der Ausschleusung von Viren aus der Wirtszelle eingreifen.

Ein anderer Ansatz zur Bekämpfung von Viren ist der Versuch einer Immunmodulation mit Interferon, welches auch im Körper im Rahmen der angeborenen humoralen Immunität ausgeschüttet wird und noch nicht virusbefallene Zellen schützt.

Bei chronischen Viruserkrankungen werden Kombinationstherapien aus beiden Gruppen angewandt, mit dem Ziel, die Viruszahl (Viruslast) im Körper zu senken.

Folgende Erkrankungen werden mit antiviralen Medikamenten behandelt: HIV-Infektion, Hepatitis B und C, Infektionen durch Herpesviren und Influenza (Virusgrippe).

Bei chronischer Anwendung antiviraler Medikamente muss wie bei der antibakteriellen Antibiotikatherapie mit der Entwicklung von resistenten Erregern gerechnet werden.

Antibiotika zeigen bei Viren keine Wirkung, deshalb sollte man bei viralen Infekten von einer Antibiotikatherapie Abstand nehmen.

11.7 Systematik der Viren

Viren lassen sich zunächst in vier große Gruppen einteilen, abhängig von ihrer jeweiligen Nukleinsäure, DNA oder RNA, und der Zusammensetzung ihrer Kapsel. Nach diesen Kriterien unterscheiden wir:

- bekapselte DNA-Viren
- nackte DNA-Viren
- bekapselte RNA-Viren
- nackte RNA-Viren

Zu diesen vier Gruppen lassen sich Virusfamilien zuordnen, die sich aus verwandten Viren zusammensetzen. Diese Unterteilungen nennt man Gattungen, denen wiederum verschiedene Arten zugerechnet werden können. Das folgende Kapitel wird mit einer Liste der im Anschluss besprochenen Viren eingeleitet.

Aufgrund ihrer Nukleinsäure und ihrer Kapseleigenschaften lassen sich die Viren in DNA-Viren und RNA-Viren mit und ohne Hülle einteilen.

Da die DNA für die Vermehrung von Zellen notwendig ist und die RNA gemeinsam mit der DNA für die Proteinbiosynthese benötigt wird, müssen sich Viren die jeweils fehlende Nukleinsäure von menschlichen Zellen „ausborgen".

12 Bekapselte DNA-Viren (mit Hülle)

Tabelle 6: DNA-Viren mit Hülle

Familie (-viridae)	Gattung (-virus)	Art (-virus)
Hepadnaviridae	Orthohepadnaviren	Hepatitis-B-Virus (HBV)
Herpesviridae	Herpesviren	HHV1: Herpes-simplex-Virus Typ 1 (HSV1) HHV2: Herpes-simplex-Virus Typ 2 (HSV2) HHV3: Varizella-Zoster-Virus (VZV) HHV4: Epstein-Barr-Virus (EBV) HHV5: Humanes Cytomegalievirus (HCMV) HHV 6 HHV 7 HHV 8: Karposi-Sarkom – assoziiertes Herpesvirus
Poxviridae		Variolavirus Molluscum contagiosum

12.1 Hepatitis-B-Virus

Dieses kleine, sehr umweltstabile Virus gehört zur Familie der **Hepadnaviridae**. Es ist sogar gegen Desinfektionsmittel relativ unempfindlich, was im Krankenhausalltag eine große Rolle spielt.

Übertragung: Das Virus wird vor allem durch chronisch infizierte Personen mit hoher Viruslast übertragen. Es ist im Blut, im Vaginalsekret, im

Sperma, ja sogar im Speichel und in der Tränenflüssigkeit nachweisbar und wird über diese Körperflüssigkeiten weitergegeben. Es ist eine parenterale (über Blutprodukte), eine sexuelle und auch eine vertikale Übertragung des Virus möglich.

Besonders Jugendliche infizieren sich häufig durch sexuelle Kontakte, Drogensüchtige durch Nadeltausch. Die Übertragung über Blutkonserven oder Blutderivate ist seit Einführung strenger Kontrollen heutzutage in unseren Breiten als gering einzuschätzen. Als infizierte Spender ihr Blut noch ungetestet zur Verfügung stellten, war dieser Übertragungsweg die häufigste Ursache einer Infektion. In Gesundheitseinrichtungen spielt das Virus jedoch nach wie vor eine erhebliche Rolle bei Nadelstichverletzungen.

Schwangere können das Virus sowohl diaplazentar als auch perinatal (während der Geburt) an das Kind weitergeben. Eine gewisse theoretische Gefährdung besteht auch für Menschen, die mit Infizierten im gleichen Haushalt leben (Infektion z. B. über Zahnbürsten, blutende Verletzungen). Das Blut akut Infizierter ist extrem infektiös, das Virus kann in dieser Krankheitsphase schon bei sehr geringen Blutmengen andere Menschen infizieren. Besonders gefährdet sind Angestellte im Gesundheitswesen, die häufigen Kontakt mit Risikogruppen, besonders aus dem Drogenmilieu, haben.

Es besteht weltweit eine hohe Durchseuchungsrate, etwa 5 % der Weltbevölkerung sind chronisch mit diesem Virus infiziert, wobei in Europa ein deutliches Nord-Süd-Gefälle zu beobachten ist (wesentlich höhere Durchseuchung in Südeuropa). Seit den Achtzigerjahren des vorigen Jahrhunderts ist eine Impfung auf dem Markt, was zu einem Rückgang an Neuinfektionen geführt hat.

Inkubationszeit: 6 Wochen – 6 Monate.

Krankheitsbild akute Hepatitis B: Bei der akuten Infektion mit dem Virus beobachtet man unterschiedliche Verläufe in Abhängigkeit von der

Immunkompetenz der Infizierten. Nach einer langen Inkubationszeit von bis zu einem halben Jahr, meist aber wesentlich kürzer, können Allgemeinsymptome wie Übelkeit, Erbrechen, Fieber und Gelenksschmerzen auftreten. Etwa ein Drittel der Betroffenen entwickelt die typischen Zeichen einer akuten Hepatitis mit Ikterus, also einer Gelbfärbung der Haut und Schleimhäute, im Besonderen der Skleren (Sklera: Hornhaut des Auges), mit hellem Stuhl und dunklem Harn (ikterische Form). Etwa ein Drittel entwickelt keinen Ikterus (anikterische Form) und ein weiteres Drittel bleibt überhaupt symptomfrei.

Nur etwa 1 % zeigt einen fulminanten Verlauf (plötzlicher Krankheitsbeginn und rasanter, dramatischer Krankheitsverlauf) mit Leberversagen.

Von allen immunkompetenten erwachsenen Erkrankten heilen etwa 90 % vollständig, etwa 10 % entwickeln eine chronische Verlaufsform. Immungeschwächte Personen entwickeln mit einer Wahrscheinlichkeit von bis zu 90 % eine chronische Verlaufsform. Nach einer durchgemachten Infektion mit HBV besteht eine lebenslange Immunität gegen den Erreger.

Tritt die Infektion allerdings bereits im Säuglingsalter auf, dann verläuft die überwiegende Mehrzahl der Fälle chronisch. Kinder, die während der Schwangerschaft oder der Geburt angesteckt werden, haben demnach eine besonders ungünstige Prognose.

Krankheitsbild chronische Hepatitis B: Chronische Verläufe können auch auftreten, wenn die akute Infektion symptomlos verlaufen ist. Zur Erinnerung: Nur etwa 10 % der Erwachsenen, die mit HBV infiziert wurden, entwickeln einen chronischen Krankheitsverlauf, aber bis zu 90 % der Kinder, die während der Geburt angesteckt wurden.

Von einem chronischen Verlauf spricht man, wenn das HBs-Antigen länger als 6 Monate im Blut nachgewiesen werden kann. Die chronische Hepatitis B mündet in etwa 30 % der Fälle in einer Leberzirrhose und kann in der Folge nach Jahrzehnten in ein Leberzellkarzinom übergehen. Im Mittelmeerraum kommt es häufig zusätzlich zu einer Infektion mit dem Hepatitis-D-Virus, Betroffene entwickeln in 90 % der Fälle einen chronischen Verlauf.

Diagnose: Die Diagnose kann bei klinischer Symptomatik aufgrund der typischen Symptome gestellt werden. Serologisch können bestimmte Leberenzyme und Antigene verschiedener Virusbestandteile und deren Antikörper in verschiedenen Krankheitsphasen nachgewiesen werden.

Virusnachweis: Einige Virusbestandteile – wie das HBs-Ag, ein Protein der Virushülle (Surface), das HBe-Ag oder exkretorische Antigen, das HBc-Ag oder Core-Antigen des „Viruskerns", die Virus-DNA und natürlich die gegen das Virus gebildeten Antikörper (Anti-HBs, Anti-HBc) – lassen bei Nachweis Rückschlüsse auf eine Hepatitiserkrankung oder eine Immunität gegen das Virus zu. Nach dem Vorhandensein dieser Parameter im Blut lassen sich folgende Rückschlüsse auf eine Erkrankung/Impfung ziehen:

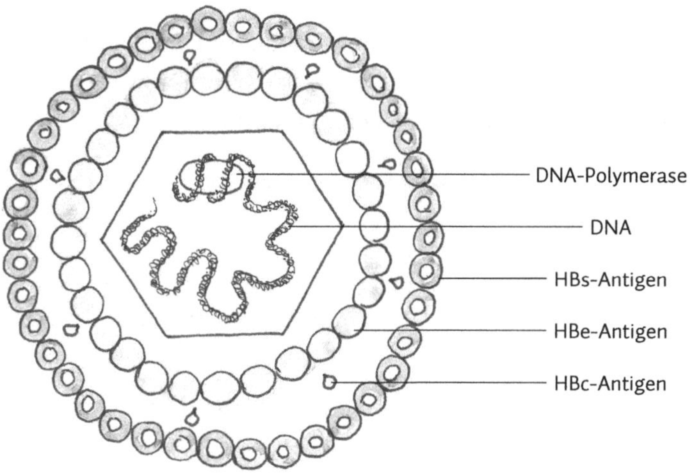

Abbildung 35: Hepatitis-B-Virus

Antigene (Ag) und Antikörper (Ak):

HBsAg: s steht für „surface", also Hülle; es handelt sich also um ein Antigen der Virushülle. Der Nachweis des Hepatitis-B-Oberflächen(Surface)-Antigens spricht immer für eine bestehende HBV-Infektion und somit für vorhandene Infektiosität oder eine Impfung. Es ist vom Beginn einer akuten HBV-Infektion bis zu 6 Monate nachweisbar und klingt nach ausgeheilter Erkrankung wieder ab. Besteht HBsAg länger als 6 Monate, spricht dies für einen chronischen Verlauf.

Anti-HBs: Sind Antikörper gegen das Oberflächenantigen im Blut nachweisbar, spricht dies für eine durchgemachte Infektion und für eine bestehende Immunität gegen das Virus.

HBeAg: Exkretorische Antigene werden von virusbefallenen Leberzellen gebildet und weisen auf eine aktive Infektion hin.

Anti-HBe: HBe-Antikörper sind ebenso wie Anti-HBs ein Hinweis auf eine überstandene Infektion.

HBcAg: HBc-Antigene (c-core) sind Antigene des Viruskerns und können nur in den befallenen Leberzellen, nicht aber im Blut nachgewiesen werden.

Anti-HBc: Diese Antikörper sind bei einer akuten, einer durchgemachten und einer chronischen Infektion nachweisbar. Können sie nicht nachgewiesen werden, spricht das gegen eine Infektion.

Tabelle 7: Antigene und Antikörper Hepatitis-B-Virus

HBs-Antigen	Anti-HBc	Anti-HBs	Bedeutung
+	+	–	aktive Hepatitis-B-Infektion
–	+	+	durchgemachte Hepatitis-B-Infektion
–	–	+	Zustand nach Hepatitis-B-Impfung
–	–	–	Impfung empfohlen

Prophylaxe: Aktive Schutzimpfung: Nach der erfolgten Grundimmunisierung sollte der Impferfolg mittels Anti-HBs-Titerbestimmung kontrolliert werden, da es immer wieder Low-Responder mit geringer Ak-Bildung oder sogar Non-Responder gibt, denen weitere Impfdosen verabreicht werden sollten.

Passive Impfung (HB-Immunglobuline) nach Exposition;

Kondome; Testen von Blutkonserven und Blutprodukten; Hygienemaßnahmen einhalten.

Therapie:

- akute Hepatitis: symptomatische Therapie (Bettruhe, fettarme Kost)
- chronische Hepatitis: antivirale Therapie (Interferon, Lamivudin, Entecavir, Tenofovir)
- bei Leberzerfall und fortgeschrittener Zirrhose: Lebertransplantation (vorangehende antivirale Therapie ist notwendig, um eine Infektion des Implantates zu verhindern)

> Da die Hepatitis B auch durch sexuelle Kontakte übertragen wird, sollten Jugendliche unbedingt durch eine Impfung geschützt werden.

12.2 Hepatitis-D-Virus

Beim Hepatitis-D-Virus handelt es sich um ein inkomplettes RNA-Virus ohne Hüllproteine, weshalb es sich nur in Anwesenheit von Hepatitis-B-Viren in Leberzellen vermehren kann. Es braucht dazu die Hüllproteine des HBV.

Hepatitis-D-Viren kommen besonders im Mittelmeerraum, in Mittel- und Südamerika, auf der arabischen Halbinsel und in Teilen Afrikas vor und verursachen in Gesellschaft von HBV schwer verlaufende und häufig chronische Leberentzündungen.

Die Infektionswege sind dieselben wie bei Hepatitis B, eine Impfung gegen HBV schützt aufgrund der notwendigen Präsenz dieses Virus auch gegen HDV.

12.3 Humane Herpesviren (HHV)

In der großen Gruppe der humanen Herpesviren lassen sich acht unterschiedliche Spezies unterscheiden, von denen einige hier besprochen werden.

12.3.1 Herpes-simplex-Viren (HHV 1, HHV 2)

Bei den Herpes-simplex-Viren unterscheidet man Herpes simplex Typ 1 (HHV1 bzw. HSV1) und Herpes simplex Typ 2 (HHV2, HSV2). HSV1 ist der Verursacher des weit verbreiteten Herpes labialis (Lippenherpes oder Fieberblasen), HSV2 ruft den Herpes genitalis hervor. Es kann allerdings auch Herpes labialis durch HSV2 und der genitale Herpes durch HSV1 verursacht sein.

Übertragung: Herpes labialis wird durch Tröpfchen- und Schmierinfektion häufig schon im frühen Kindesalter durch enge familiäre Kontakte von den Eltern oder Geschwistern auf das Kind übertragen. Die Durchseuchungsrate der erwachsenen Bevölkerung liegt bei über 95 %.

Herpes genitalis wird durch sexuelle Kontakte übertragen, es kann aber auch während der Geburt von der Mutter auf das Neugeborene weitergegeben werden.

Inkubationszeit: 3–7 Tage.

Krankheitsbilder:

- **Erstinfektion:** Häufig verläuft der Erstkontakt mit dem Virus ohne sichtbare Symptome, trotzdem gelangt das Virus entlang der sensiblen Nervenbahnen in die regionalen Ganglienzellen (Nervenzellkörper) und bleibt dort ein Leben lang erhalten. HHV1 persisitiert im zugehörigen Ganglion des N. Trigeminus, welcher sensibel das Gesicht versorgt, HHV2 bleibt in Ganglien der Lenden- und Beckenregion erhalten. Bei einer Abschwächung der Immunlage können die Viren sozusagen den Rückweg antreten und wieder zu den dem Ganglion entsprechenden Haut- oder Schleimhautarealen gelangen und erneut zu Effloreszenzen führen.
- **Herpes labialis:** Ein Teil der Erstinfektionen verläuft klinisch stumm, in anderen Fällen kommt es zu den allseits bekannten Knötchen im Bereich der Lippen, die sich rasch zu schmerzhaften Bläschen weiter-

entwickeln und letztlich unter Krustenbildung abheilen. Etwa 10 % der Erstinfizierten entwickeln eine Stomatitis aphthosa (Aphte: entzündliches Schleimhautgeschwür mit weißlichem Belag und rotem Saum) mit schmerzhaften Bläschen im Mund und Rachen, die später ulzerieren (Ulcus: Geschwür) und zu Schluckbeschwerden und regionalen Lymphknotenschwellungen führen. Bei schweren Verläufen müssen die Betroffenen (meist Kinder) parenteral ernährt werden.

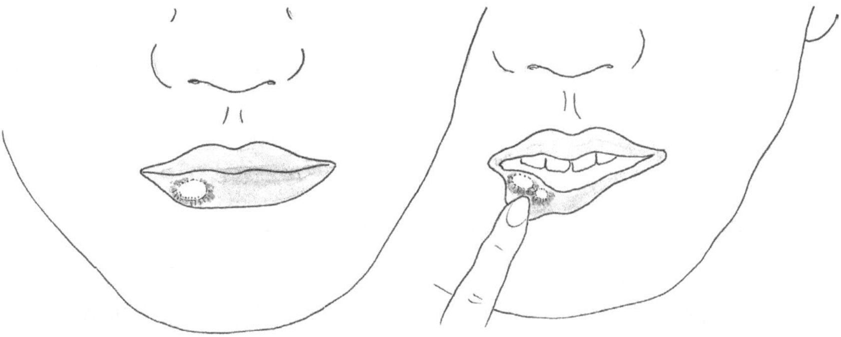

Abbildung 36: Herpes labialis

- Herpes genitalis: Im geschlechtsreifen Alter kann eine Infektion mit HSV2 durch sexuelle Kontakte erfolgen; es kommt zu Schwellung und schmerzhaften Bläschen im Bereich der Geschlechtsorgane, wobei ohne Weiteres auch Infektionen mit HSV1 vorkommen. Die Leistenlymphknoten sind reaktiv angeschwollen.
- Herpes neonatorum: Eine angeborene Infektion des Neugeborenen, der Herpes neonatorum, stellt potenziell eine lebensbedrohliche Erkrankung des Neugeborenen mit Sepsis, Fieber, generalisierten Bläschen an der Haut, Entzündungen des Gehirns (Enzephalitits) sowie Leber- und Milzschwellung dar. Beim Auftreten einer Enzephalitis ist die Prognose äußerst ungünstig, die Sterberate liegt bei über 60 %.
- Selten wird das Virus schon während der Schwangerschaft bei einer Erstinfektion der Mutter diaplazentar auf das Kind übertragen (das

Kind ist in diesem Fall nicht durch mütterliche Antikörper geschützt), viel häufiger kommt es während der Geburt im Rahmen eines Genitalherpes der Mutter zur Infektion des Kindes.

- **Endogene Reaktivierung – Fieberblase:** Sowohl HSV1 als auch HSV2 persistieren ein Leben lang in den regionalen Ganglienzellen und können bei einer Verschlechterung der Immunlage (Fieber, Infekte, Stress, UV-Licht) reaktiviert werden und zum Auftreten von Herpesbläschen an den Lippen, im Mund, an der Hornhaut des Auges und an der Haut und Schleimhaut im Genitalbereich führen. Die Bläschen heilen üblicherweise ohne Narbenbildung ab; an der Hornhaut können sie jedoch narbig abheilen, wodurch nicht selten eine Hornhauttransplantation notwendig wird.
- **Herpesenzephalitis:** Bei schlechter Abwehrlage (AIDS) kann es durch eine Erstinfektion oder bei einer Reaktivierung des Virus (meist HSV1) zu einer lebensbedrohlichen Entzündung des Gehirns (**Herpesenzephalitis**) kommen. Die Erkrankung ist selten, endet aber häufig letal.

Nachweis: direkter Virusnachweis aus Herpesbläschen, PCR.

IgM-Antikörper im Serum zum Nachweis einer Primärinfektion.

Prophylaxe: Schwangere mit Herpes genitalis müssen per sectio (Kaiserschnitt) entbunden werden oder es muss eine prophylaktische Therapie mit Virostatika durchgeführt werden.

An Herpes erkranktes Personal von Neugeborenen (Kreißsaal, Neugeborenenstation) fernhalten. Kinder, die von einer HHV-negativen Mutter geboren werden, sind besonders gefährdet, da sie ihnen keine Antikörper mitgeben konnte (Nestschutz). Prinzipiell sind Herpesbläschen und -krusten abzudecken, wenn man Kontakt mit Neugeborenen hat, da das Sekret hoch infektiös ist. Auf penible Händehygiene ist ebenfalls zu achten!

Verwendung von Kondomen bei Herpes genitalis.

Therapie: antivirale Salben, bei Bedarf auch orale antivirale Therapie.

HHV1 verursacht Fieberblasen, HHV2 den Herpes genitalis. Prinzipiell können diese Erkrankungen aber auch durch den jeweils anderen Virustyp verursacht werden.

12.3.2 Varicella-Zoster-Virus (HHV3, VZV)

Auch dieses weltweit vorkommende Virus besitzt die unangenehme Eigenschaft, nach der Infektion ein Leben lang in den Spinalganglien zu persistieren und bei verminderter Resistenzlage eine Zweiterkrankung zu verursachen.

Übertragung: Das Virus wird aerogen durch Tröpfcheninfektion übertragen und zählt in diesem Fall zu den sogenannten fliegenden (hoch ansteckenden) Erkrankungen; es kann aber auch über das Sekret aus den Hautbläschen, die es verursacht, durch Schmierinfektion weitergegeben werden. Zudem wird das Virus auch diaplazentar von der werdenden Mutter auf das ungeborene Kind übertragen.

Inkubationszeit: 2–3 Wochen.

Krankheitsbilder:

- **Varizellen (Windpocken, Feuchtblattern):** Die Erkrankung tritt wegen der hohen Infektiosität in den meisten Fällen schon im Kindesalter auf und verläuft da meist harmlos. Es kommt an der Haut zum zeitgleichen Auftreten von Papeln, Bläschen und Krusten; dieses für die Erkrankung typische Exanthem wird als „Sternenhimmel" bezeichnet. Die Kinder sind, außer durch einen unangenehmen Juckreiz, in ihrem Allgemeinbefinden in der Regel kaum beeinträchtigt. Wenn die Hauteffloreszenzen nicht aufgekratzt werden, heilen sie ohne Narbenbildung ab. Selten kann es zum Auftreten einer Enzephalitis oder einer Pneumonie kommen.

  Bei Erwachsenen verläuft die Erkrankung schwerer und Komplikationen treten häufiger auf.

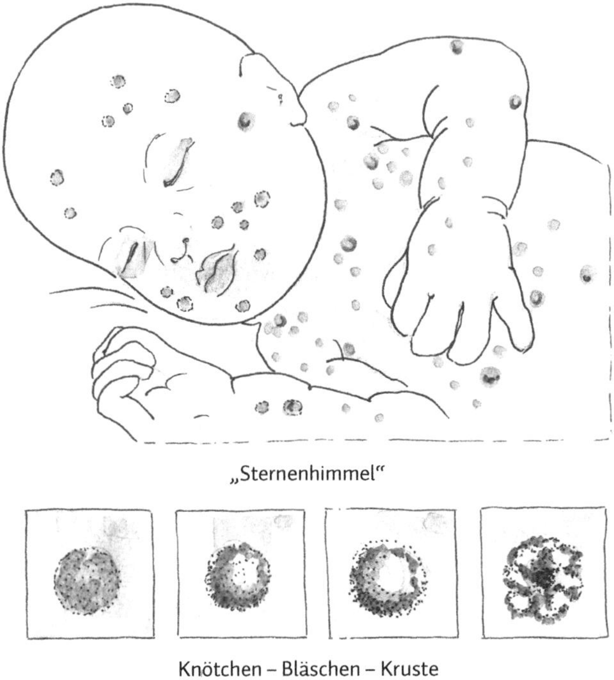

Abbildung 37: Effloreszenzen der Feuchtblattern

- **Neonatale Varizellen:** Erkrankt die Mutter kurz vor oder nach der Entbindung an Feuchtblattern, kann es zu schweren, oft tödlich verlaufenden Erkrankungen des neugeborenen Kindes kommen, da das Kind während der Schwangerschaft keine Antikörper von der Mutter erwerben konnte.
- **Krankheitsbild Herpes Zoster (Gürtelrose):** Da das Virus in den Spinalganglien und Ganglien der Hirnnerven persistiert, kann es bei abgeschwächter Immunlage und somit besonders im höheren Lebensalter zu einer endogenen Reaktivierung des Virus kommen. Das Krankheitsbild unterscheidet sich in erster Linie dadurch von den Feuchtblattern, dass die Hauterscheinungen streng auf das Versorgungsgebiet der betroffenen Nerven beschränkt sind und deshalb segmentförmig, halbseitig auftreten. Durch den Befall der Nerven können im betroffenen

Dermatom (im versorgten Hautareal) starke Schmerzen auftreten. Bei Immunschwäche kann es zu einer hämatogenen Streuung des Virus und zu lebensbedrohlichen Allgemeinerkrankungen kommen.

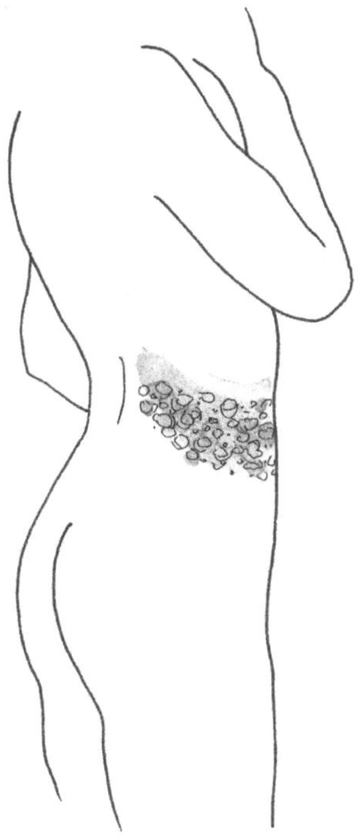

Abbildung 38: Gürtelrose

Komplikationen:

- Fetales Varizellensyndrom: Erkrankt die werdende Mutter im ersten oder zweiten Schwangerschaftsdrittel an Varizellen, kann es zu schweren Missbildungen am Skelett, am ZNS und am Auge des Ungeborenen kommen. Diese Komplikation tritt wegen bereits vorhandener Antikörper bei einer Herpes-Zoster-Erkrankung der Mutter nicht auf.
- Zosterneuralgie: Nach einem Herpes Zoster können auch nach Abklingen der Hauterscheinungen starke Schmerzen im betroffenen Hautareal, unter Umständen lebenslang, bestehen bleiben.

Nachweis: Wegen der typischen Hauterscheinungen ist ein Virusnachweis nur selten notwendig. PCR, Immunfluoreszenztest.

Prophylaxe: Impfung. Expositionsprophylaxe: Erkrankte dürfen bis eine Woche nach Auftreten des Hautausschlages keine Gemeinschaftseinrichtungen betreten.

Therapie: Varizellen: lokal Antihistaminika und Zinktinkturen gegen den Juckreiz, bei immungeschwächten Personen passive Immunprophylaxe mit VZ-Immunglobulin.

Herpes Zoster: antivirale Therapie; Schmerztherapie bei Neuralgien (Nervenschmerzen), unter anderem werden Erfolge mit Pregabalin (Antiepileptikum) erzielt.

Wegen der Gefahr eines Reye-Syndroms, das mit einer Schädigung des Gehirns und der Leber einhergeht, sind Salicylate (Acetylsalicylsäure, Aspirin) im Kindes- und Jugendalter bei fieberhaften Infekten wie Feuchtblattern, Grippe und anderen Herpesinfektionen **kontraindiziert!**

> Varizella-Zoster-Viren persistieren genauso wie Herpes-simplex-Viren ein Leben lang in den Ganglienzellen des Nervensystems.

> Herpes Zoster ist der Ausdruck der Reaktivierung des Virus und nicht Folge eines neuerlichen Viruskontaktes.

12.3.3 Epstein-Barr-Virus (HHV4, EBV)

Dieses weltweit auftretende Virus hat die Eigenschaft, nach der Infektion in B-Lymphozyten (und nicht wie die beiden oben besprochenen Viren in den Ganglienzellen) zu persistieren.

Übertragung: Übertragen wird das Virus durch Speichel, weshalb es den Namen „kissing desease“ trägt. Die Infektion erfolgt häufig schon im

Kleinkindalter mit asymptomatischen Verläufen. Später Infizierte entwickeln häufig das Krankheitsbild der Infektiösen Mononukleose oder des Pfeiffer'schen Drüsenfiebers.

Inkubationszeit: 1–3 Wochen.

Krankheitsbild Infektiöse Mononukleose (Pfeiffer'sches Drüsenfieber): Die Erkrankung verläuft meist mit hohem Fieber, einer Angina, einer Lymphknotenschwellung und einer ausgeprägten Hepatosplenomegalie (Leber- und Milzschwellung). Die Patientinnen fühlen sich häufig sehr krank. Die Gefahr einer Milzruptur macht eine wochenlange Schonung (Sportverbot) notwendig.

Bei einem Teil der Infizierten verläuft die Erkrankung chronisch.

Komplikationen: Da das Virus in den B-Zellen persistiert und diese in Krebszellen umwandeln kann, erhöht sich nach durchgemachter Erkrankung das Risiko, an einem Hodgkin-Lymphom zu erkranken, um das Dreifache. In Zentralafrika ist das Virus an der Entstehung des bösartigen Burkitt-Lymphoms beteiligt.

Neueste Studien zeigen einen Zusammenhang zwischen einem hohen Antikörpertiter gegen das EBV und dem Risiko, an Multipler Sklerose zu erkranken.

Nachweis: serologischer Antikörpernachweis, PCR.

Therapie: nur symptomatische Therapie; Turnverbot bei Schulkindern, Sportverbot bei Erwachsenen. Bei schwerem oder chronischem Verlauf Virostatika.

> Epstein-Barr-Viren persistieren in den B-Lymphozyten und können so an der Entwicklung maligner Lymphome beteiligt sein.

12.3.4 Cytomegalie-Virus (HHV5)

Dieses ubiquitär vorkommende Virus aus der Herpesgruppe hat vor allem für Ungeborene und für Immunsupprimierte eine große Bedeutung.

Übertragung: Da das Virus in allen Körperflüssigkeiten Infizierter vorhanden sein kann, sind die Übertragungswege mannigfaltig. So wird es vor allem durch Geschlechtsverkehr, durch Küssen und diaplazentar übertragen.

Inkubationszeit: 4–6 Wochen.

Krankheitsbilder:

- **Zytomegalie bei Immunkompetenten:** Bei Infizierten mit guter Immunitätslage verläuft die Erkrankung in über 90 % der Fälle asymptomatisch oder ähnlich dem Pfeiffer'schen Drüsenfieber.
- **Zytomegalie bei Immunsupprimierten:** Zu dem von der infektiösen Mononukleose bekannten Krankheitsbild kann es zusätzlich zu einer Enzephalitis, einer interstitiellen Pneumonie, einer Hepatitis und Gastritis und zu Muskel- und Gelenksschmerzen kommen. Die Letalität liegt bei etwa 50 %.
- **Neugeborenenzytomegalie:** Bei Infektionen des Ungeborenen können neben einer ausgeprägten Leber- und Milzschwellung und einer Lungenentzündung auch Schäden des Gehörs und des Gehirns auftreten. Die Letalität liegt bei etwa 30 %.

Nachweis: Antigennachweis, Antikörpernachweis, direkter Virusnachweis.

Therapie: symptomatisch, in schweren Fällen Virostatika.

12.3.5 Humanes Herpesvirus 6 und 7

HHV 6 und HHV 7 sind die Erreger des Dreitagefiebers, ein Viruskontakt ist schon bei Zweijährigen in 95 % der Fälle nachweisbar. Das weist darauf hin, dass die Infektion überwiegend im Säuglings- und Kleinkindalter stattfindet und häufig symptomlos verläuft.

Übertragung: Tröpfcheninfektion.

Inkubationszeit: 5–10 Tage.

Krankheitsbild Exanthema subitum (Dreitagefieber): Typisch für diese Erkrankung ist das plötzliche Auftreten hohen Fiebers (bis 40°C), das ohne sonstige schwerwiegende Symptome über 3–5 Tage bestehen bleibt. Nach einem ebenso plötzlichen Fieberabfall kommt es zum Auftreten eines kleinfleckigen, hellroten Exanthems, besonders ausgeprägt am Körperstamm und im Bereich der Extremitäten, das nach 2 Tagen wieder verschwindet.

Komplikationen: Aufgrund des hohen Fiebers können Fieberkrämpfe auftreten.

Therapie: symptomatisch (Fieber senken).

> Das Dreitagefieber wird häufig erst nach einem dramatischen Fieberabfall mit nachfolgendem Auftreten eines Ausschlages diagnostiziert.

12.4 Poxvirus

Zur Gruppe der Poxviren gehören die Erreger der Menschenpocken (Variola), der Affenpocken und der Kuhpocken, die alle drei menschenpathogen sind. Nach groß angelegten weltweiten Pockenimpfungen konnte die WHO 1980 die Welt für pockenfrei erklären. Dies gilt allerdings nur für die gefährlichen Menschenpocken. In unseren Breiten spielen jedoch höchstens die Kuhpocken, die durch Haustierratten auf den Menschen übertragen werden, eine, zugegebenermaßen, untergeordnete Rolle. Erkrankungen durch Affen- und Kamelpocken beim Menschen werden vor allem in Afrika und Asien beobachtet.

Übertragung: Sowohl die Kuh- als auch die Affenpocken können durch direkten Kontakt und durch den Genuss infizierten Fleisches übertragen werden. Eine Übertragung von Mensch zu Mensch ist durch engen Kontakt möglich.

Inkubationszeit: 1–2 Wochen.

Krankheitsbild: Sowohl bei den Kuhpocken als auch bei den Affenpocken kommt es zu den für Pocken typischen Hauterscheinungen – Papeln, Bläschen, Pusteln, Krusten –, die im Gegensatz zu den Windpocken nicht gleichzeitig (kein Sternenhimmel) auftreten, sondern hintereinander; weiters kommt es zu einer ausgeprägten Schwellung der regionalen Lymphknoten. Die Kuhpocken verlaufen, außer bei Immunsupprimierten, meist lokal begrenzt und heilen ohne Therapie. Bei den Affenpocken kommt es häufiger zu schweren Verläufen, die auch mit dem Tod enden können.

Nachweis: direkter Virusnachweis aus den Hauterscheinungen, PCR.

Therapie: symptomatisch, antivirale Therapie.

Die Menschenpocken gelten seit 1980 als weltweit ausgerottet, sie haben aber weiterhin eine theoretische Bedeutung als biologischer Kampfstoff.

13 DNA-Viren ohne Hülle

Tabelle 8: DNA-Viren ohne Hülle

Familie (-viridae)	Gattung (-virus)	Art (-virus)
Adenoviridae	–	Adenovirus
Papillomaviridae	–	Humane Papillomaviren (HPV)
Parvoviridae	–	Parvovirus B19

13.1 Adenovirus

Diese äußerst umweltresistenten Erreger umfassen mehr als fünfzig verschiedene Typen und sind so für eine Vielzahl unterschiedlicher Krankheitsbilder verantwortlich zu machen.

Dementsprechend sind diverse Körperregionen von Infektionen betroffen, am häufigsten kommt es zu Infektionen der Bindehaut des Auges, der Atemwege und des Magen-Darm-Traktes. Folgende Erkrankungen treten durch Adenoviren auf:

- Erkrankungen der Bindehaut:
  - epidemische Keratokonjunktivitis (Keratokonjunktivitis epidemica)
  - Schwimmbadkonjunktivitis (follikuläre Konjunktivitis)
- Atemwegserkrankungen:
  - akute Rachen-, Mandel-, Mittelohrentzündungen, insbesondere bei Kindern
  - Bronchitiden, Pneumonien

- Erkrankungen M/D-Trakt:
  - Durchfälle, häufig Säuglingsdiarrhoe
- Seltene Erkrankungen:
  - Harnwegsinfekte, Leberentzündungen

Übertragung: Der Mensch ist das einzige Reservoir für das Virus, das Auftreten von Infektionen kann unabhängig von der Jahreszeit erfolgen.

Das Virus wird sowohl durch Tröpfchen- als auch durch Schmierinfektion übertragen, nicht selten über gemeinsam verwendete Handtücher oder Augentropfen.

Inkubationszeit: 5–12 Tage.

Krankheitsbilder:

- **Keratokonjunktivitis epidemica:** Diese hoch infektiöse, meldepflichtige Bindehautentzündung wird häufig durch Schmierinfektion über kontaminierte Hände, aber auch im Rahmen augenärztlicher Untersuchungen oder Eingriffe übertragen; sie zählt somit zu den nosokomialen Infektionskrankheiten. Es kommt zu einer Rötung und Schwellung der Bindehaut mit Juckreiz, Fremdkörpergefühl, vermehrtem Tränenfluss und Schwellung der Augenlider und der regionalen Lymphknoten. Die Entzündung kann auch auf die Hornhaut (Cornea) übergreifen und zu einer meist nur vorübergehenden Trübung führen. Die Erkrankung kann Personen aller Altersklassen treffen und heilt meist nach 2–4 Wochen ohne Folgen ab.
- **Follikuläre Konjunktivitis (Schwimmbadkonjunktivitis):** Diese Form der Bindehautentzündung betrifft überwiegend Kinder und Jugendliche und zeigt leichtere und kürzere Verläufe als die oben besprochene Erkrankung. Die Übertragung erfolgt häufig über kontaminiertes Wasser in öffentlichen Schwimmbädern.
- **Infektionen der Atemwege:** Adenoviren rufen besonders bei Kindern akute Entzündungen der Atemwege wie Rachen- und Kehlkopfent-

zündungen, Infektionen der Bronchien und Lungenentzündungen hervor. Erschwerend kann eine bakterielle Superinfektion, etwa durch Haemophilus influenzae oder Streptokokken, hinzukommen.

- **Säuglingsenteritis:** Adenoviren sind neben Rotaviren häufige Erreger von Durchfallerkrankungen, besonders bei Säuglingen und kleinen Kindern.

Nachweis: PCR, Antigennachweis aus Abstrichen von der Bindehaut, serologischer Nachweis, Kultur.

Therapie: Symptomatisch; Antibiotika nur bei bakterieller Superinfektion.

> Adenoviren sind weit verbreitete, hoch infektiöse und sehr umweltangepasste Viren, die in erster Linie Augenentzündungen hervorrufen. Besonders bei Kindern verursachen sie auch Infektionen der Atemwege und des Verdauungstraktes.

13.2 Humane Papillomaviren

Auch von diesem Virus existiert eine Vielzahl unterschiedlicher Typen, sie können Auslöser sowohl harmloser Hautwarzen als auch bösartiger Erkrankungen der Gebärmutterschleimhaut, der Mund- und der Kehlkopfschleimhaut sein. Man unterscheidet aus diesem Grunde gutartige Papillomaviren, Papillomaviren mit geringem Entartungsrisiko (Low-risk-Viren) und solche mit hohem Risiko (High-risk-Viren).

Übertragung: durch direkten Hautkontakt, Schmierinfektion und sexuelle Kontakte. Die Übertragung der Viren während der Geburt ist möglich.

Krankheitsbilder:

- **Gewöhnliche Warze (Verruca vulgaris), Fußsohlenwarze (Verruca plantaris):** Diese gutartigen Hauttumoren werden durch die HPV-Typen 1, 2 und 4 verursacht und kommen wegen des schwächeren Immunsystems besonders im Kindesalter vor. Die Warze imponiert als harte, schmerzlose, oft verhornende Geschwulst des Epithelgewebes, meist an Händen und Füßen, die bei einer Änderung der Immunlage „zum Besseren" häufig ohne Therapie spontan abheilt.

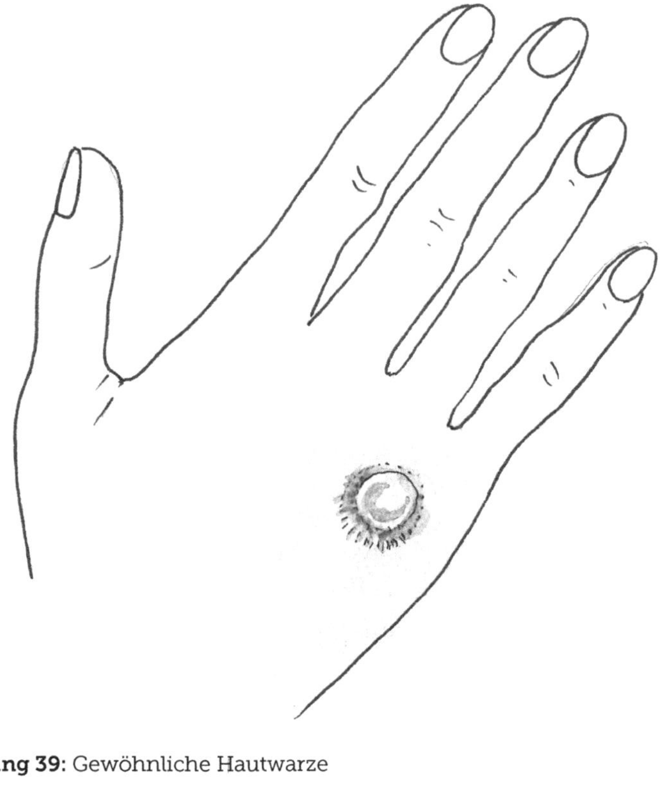

Abbildung 39: Gewöhnliche Hautwarze

- **Feigwarze (Condylomata acuminata):** Feigwarzen werden durch die HPV-Typen 6 und 11 hervorgerufen. Die Viren werden beim Geschlechtsverkehr, aber auch durch Handtücher, etwa in der Sauna, übertragen. Diese Warzen sind rund um den Anus und im Bereich der äußeren Geschlechtsorgane lokalisiert; sie sind hell und weich und neigen zu oft ausgeprägter lokaler Vermehrung, wodurch ganze Warzenbeete entstehen können.

- **Gebärmutterhalskrebs (Zervixkarzinom):** Die HPV-Typen 16, 18, 31, 33, 35 und 45 werden ebenfalls beim Geschlechtsverkehr übertragen. Diese Viren binden an das Tumorsuppressorprotein befallene Epithelzellen und können so, nach oft jahrelanger Latenz, an der Entstehung eines Gebärmutterhalskarzinoms beteiligt sein. HPV-Viren können auch in Karzinomen des Penis, des Anus und des Kehlkopfes nachgewiesen werden.

Diagnose: Zur Diagnose etwaiger Krebsvorstufen an der Gebärmutterhalsschleimhaut sollten regelmäßige gynäkologische PAP-Abstriche vorgenommen werden. Bei verdächtigem PAP-Befund ist eine histologische Abklärung notwendig.

Prophylaxe: Gegen die HPV-Typen 16 und 18 wurde eine Impfung entwickelt, die seit 2014 in Österreich bei Kindern von der öffentlichen Hand übernommen wird. Die Immunisierung sollte vor dem ersten sexuellen Kontakt abgeschlossen sein. Auch Knaben sollten geimpft werden.

Kondome.

Therapie: Warzen können ein kosmetisches Problem werden, sie können aber auch durch ihre Lage, etwa an der Fußsohle, durchaus störend oder schmerzhaft werden, weshalb nicht selten therapeutisch gegen sie vorgegangen wird. Warzen werden chirurgisch mit einem sogenannten scharfen Löffel entfernt; ihnen kann mit Kälte (Kryotherapie, Vereisung), mit elektrischem Strom (Kauterisation) oder mit verschiedenen Tinkturen, die oft recht ätzende Substanzen enthalten, zu Leibe gerückt werden.

Operation bei Gebärmutterhalskarzinom.

> Papillomaviren sind vielseitige Erreger. Sie können harmlose Warzen verursachen, die ohne Therapie verschwinden können. Sie können aber auch in den Zellstoffwechsel eingreifen und bösartige Erkrankungen der Gebärmutterschleimhaut, der Mundhöhle und des Kehlkopfes hervorrufen.

13.3 Parvovirus B 19

Da „parvus" (lat.) „klein" heißt, weist uns schon der Name darauf hin, dass es sich um das kleinste bekannte DNA-Virus (< 30 nm) handelt. Die Durchseuchung der Bevölkerung mit Parvoviren ist relativ hoch und liegt bei etwa 50 %. Zahlreiche Infektionen verlaufen stumm ohne Symptome.

Übertragung: Tröpfcheninfektion, vertikal, Blutkonserven.

Inkubationszeit: 2–3 Wochen.

Krankheitsbild Ringelröteln – Erythema infectiosum: Die Ringelröteln sind eine an und für sich harmlose Kinderkrankheit, die typischerweise im Kindergartenalter auftritt. Sie äußert sich als ein girlandenförmiger, wechselnd rötlicher Hautausschlag im Gesicht und am Körper. Bei Kindern verläuft die Erkrankung in der Regel komplikationslos; es können Allgemeinsymptome wie Fieber, Kopfschmerzen, Husten und Erbrechen auftreten.

Erwachsene erkranken häufig symptomlos, es kann aber auch zu komplizierten Verläufen kommen.

Da es zu einem Befall des roten Knochenmarks kommt, und zwar besonders der Vorläuferzellen der roten Blutkörperchen, die der Lyse (Zerfall) anheimfallen, kann dies zu einer ausgeprägten Blutarmut führen, die in der Regel nicht von langer Dauer ist. Liegt bei den Betroffenen aber zusätzlich eine hämolytische Anämie anderer Ursache vor, kann dies zu aplastischen Krisen führen. Dabei kommt es zu einem Befall der Knochenmarkstammzellen und einem dramatischen Abfall der Erythrozyten, da die zugrundegegangenen Zellen nicht ersetzt werden können. Auffällig ist ein nahezu vollständiges Fehlen von jungen roten Blutkörperchen (Retikulozyten) als Hinweis auf die Knochenmarkschädigung.

Einige Erwachsene entwickeln im Verlauf der Erkrankung schmerzhafte Gelenksentzündungen (Arthritis), die meist nach wenigen Wochen wieder abklingen.

Kongenitale Infektionen: Am gefährlichsten ist jedoch die Infektion mit Parvoviren während der Schwangerschaft für das ungeborene Kind. Durch ihre Kleinheit sind die Viren gut plazentagängig; sie befallen das Knochenmark des Ungeborenen und führen zu einer Anämie mit ausgeprägtem Sauerstoffmangel. Es kommt häufig zum Hydrops fetalis (ausgeprägte Ödeme und Ergüsse beim Ungeborenen) und zu Fehlgeburten, aber nicht zu den von Röteln bekannten Missbildungen.

Nachweis: Antikörper, PCR.

Prophylaxe: Schwangere müssen den Kontakt mit erkrankten Kindern (und Erwachsenen) unbedingt meiden. Vorsicht bei Geschwisterkindern im Kindergartenalter! Falls es zur Infektion kommt, ist die Verabreichung von Antikörpern (passive Immunisierung) möglich.

Therapie: symptomatisch; eventuell wird eine intrauterine Bluttransfusion nötig.

> Parvoviren können in der Schwangerschaft von der werdenden Mutter auf das Ungeborene übertragen werden. Im Gegensatz zu Röteln kommt es zu keinen Missbildungen, die Infektion kann aber den Tod des Kindes zur Folge haben.

14 RNA-Viren mit Hülle

Tabelle 9: RNA-Viren mit Hülle

Familie (-viridae)	Gattung (-virus)	Art (-virus)
Flaviviridae	Hepaciviren	Hepatitis-C-Virus (HCV)
–	Flaviviren	FSME-Virus Gelbfieber-Virus Dengue-Virus Zika-Virus West-Nil-Virus
Retroviridae	–	Humanes Immundefizienz-Virus (HIV)
Togaviridae	Rubivirus	Rötelnvirus
Bunyaviridae	Hantavirus	Hantaanvirus
Coronaviridae	–	SARS-CoV-1 SARS-CoV-2
Filoviridae	–	Ebolavirus Marburgvirus
Orthomyxoviridae	–	Influenzavirus
Paramyxoviridae	Paramyxovirus Morbillivirus Rubulavirus Pneumovirus	Parainfluenzavirus Masernvirus Mumpsvirus Respiratorische Synzytial-Viren (RSV)
Rhabdoviridae Arenaviren (Lassa)	Rabiesvirus Lyssavirus	Tollwutvirus

14.1 FSME-Virus

Das FSME-Virus wird durch Zecken übertragen und zeigt innerhalb Europas und Österreichs ein ganz bestimmtes Verbreitungsschema. So ist es in Österreich hauptsächlich in niedrig gelegenen Landstrichen Niederösterreichs, des Burgenlandes, Wiens, der Steiermark und Kärntens verbreitet. In Höhen über 800 Metern ist das Virus kaum anzutreffen, mit einem Ausbreiten der FSME in höher gelegene Gebiete ist aufgrund des Klimawandels zu rechnen. Zecken leben vor allem im hohen Gras, im Gebüsch und in Waldgebieten und werden vom Menschen abgestreift.

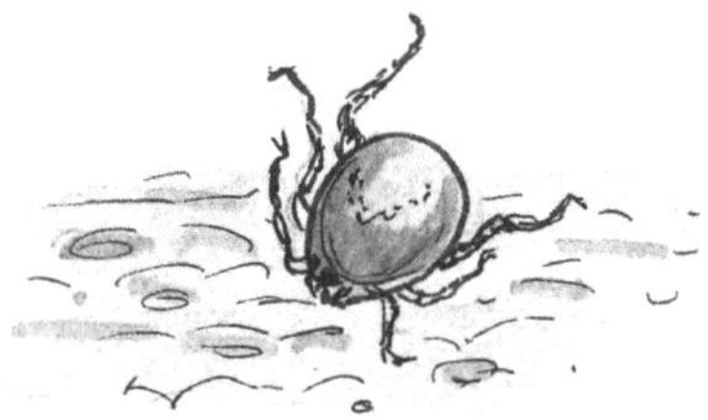

Abbildung 40: Zeckenstich

Übertragung: Das Virus wird durch den Stich einer Zecke (gemeiner Holzbock) auf den Menschen übertragen. Eine Infektion von Mensch zu Mensch ist nicht möglich. Als Virusreservoir gelten kleine Nagetiere, besonders Mäuse, Rotwild und Rehe, durch das Saugen von Blut an diesen Tieren gelangt es in die Zecke, etwa 5 % der Zecken sind befallen. Die kleinen blutsaugenden Parasiten leben besonders im Gras und in niederem Buschwerk und fallen nicht, wie häufig angenommen, von den Bäumen.

Inkubationszeit: 1–2 Wochen.

Krankheitsbild Frühsommermeningoenzephalitis (FSME): In unseren Breiten ist ein Erkrankungsgipfel im Sommer bis in den Frühherbst typisch, Erkrankungen können aber prinzipiell, je nach Witterung, während des ganzen Jahres auftreten. Nur etwa 30 % der Menschen, die von einer infizierten Zecke gestochen werden, entwickeln überhaupt Symptome.

Typisch ist ein zweiphasiger Krankheitsverlauf, wobei es in der ersten, wenige Tage andauernden Phase zu grippeähnlichen Symptomen mit Fieber kommt. Nach einem darauffolgenden fieberfreien Intervall entwickeln nur etwa 10 % der Infizierten eine Entzündung des Gehirns (Enzephalitis) und der Hirnhäute (Meningitis) mit typischen Symptomen wie Fieber, Kopfschmerzen, Erbrechen, bis zu Eintrübungen des Bewusstseins. Bleibende neurologische Schäden und Todesfälle sind selten.

Nachweis: Antikörpernachweis im Blut oder im Liquor (Gehirnflüssigkeit); PCR, direkter Virusnachweis aus Blut oder Liquor.

Prophylaxe: Impfung, schützende Kleidung; frühzeitige Entfernung der Zecke, ohne sie zu quetschen. Für Kinder ist die Impfung wegen der Gefahr des Auftretens von Fieberkrämpfen frühestens ab dem vollendeten 1. Lebensjahr empfohlen!

Therapie: symptomatisch.

> Die von Zecken auf den Menschen übertragbare Frühsommermeningoenzephalitis kann durch eine Impfung verhindert werden, die Borreliose derzeit noch nicht.

14.2 Gelbfiebervirus

Das Gelbfiebervirus kommt in Mittel- und Südamerika sowie in Afrika vor, es gehört wie das FSME-Virus zu den Flaviviren.

Übertragung: Das Virus wird durch den Stich verschiedener Mücken auf den Menschen übertragen.

Inkubationszeit: wenige Tage.

Krankheitsbild: Die Erkrankung zeigt sowohl milde als auch lebensbedrohliche Verläufe.

Typisch ist ein zweiphasiger Verlauf: Am Beginn der Erkrankung kommt es zu Allgemeinsymptomen wie Fieber, Kopfschmerzen und Übelkeit; zusätzlich können Hautausschläge und eine Entzündung der Mundschleimhaut auftreten. Nach Abklingen der Symptome kommt es bei schwerem Verlauf zu einer zweiten Krankheitsphase mit Befall der Leber und dem für die Erkrankung namensgebenden Ikterus, der Gelbfärbung der Haut und der Schleimhäute. Durch zusätzlich auftretende Gerinnungsstörungen können Haut- und Organblutungen mit blutigem Harn, blutigem Stuhl und Funktionseinschränkungen der betroffenen Organe die Folge sein. Bei Befall des zentralen Nervensystems können unterschiedliche neurologische Symptome auftreten. Die Letalität bei dieser Verlaufsform ist hoch (bis 70 %).

Diagnose: PCR, direkter Virusnachweis im Blut, Antikörpernachweis im Serum.

Prophylaxe: Eine Impfung hinterlässt eine lebenslange Immunität, darf jedoch nur in von der WHO berechtigten Impfstellen verabreicht werden! Es handelt sich um einen Lebendimpfstoff, der reichlich Hühnereiweiß enthält und bei Hühnereiweißallergie nicht verabreicht werden darf. Schutz vor Mückenstichen durch lange Hosen und lange Ärmel, Moskitonetze, Insektenschutzmittel.

Therapie: symptomatische Therapie, intensivmedizinische Betreuung bei schwerem Verlauf.

> Gelbfieber tritt in Österreich ausschließlich als Reiseerkrankung auf. Eine Impfung schützt bei Reisen in Verbreitungsgebiete.

14.3 Dengue-Virus

Das Dengue-Virus kommt in vier verschiedenen Serotypen vor, was für Zweitinfektionen mit dem Virus eine nicht unerhebliche Rolle spielt.

Übertragen wird der Erreger durch Stechmücken, wobei besonders die Gelbfiebermücke (Aedes aegypti) und die Asiatische Tigermücke (Aedes albopictus) zu nennen sind.

Die Verbreitung findet hauptsächlich in tropischen und subtropischen Regionen wie Südostasien, Zentralafrika, Lateinamerika sowie im Süden der USA und in Indien statt. Durch den Klimawandel ist zu befürchten, dass sich der Lebensraum der Mücken weiter ausbreiten wird, ein rasanter Anstieg der Erkrankungsfälle weist schon jetzt darauf hin.

Übertragung: Stich der weiblichen Gelbfieber- oder Tigermücke; die Mücke ist im Gegensatz zur Anophelesmücke (Malaria) tagaktiv und ihr Lebensraum beschränkt sich nicht auf feuchte Naturhabitate, sondern sie kommt auch in großen Siedlungsräumen (Städte) vor.

Inkubationszeit: 3–14 Tage.

Krankheitsbild: Erkrankungen durch Dengue-Viren verlaufen unterschiedlich schwer, besonders dramatische Verläufe werden beobachtet, wenn ein Mensch nach durchgemachter Erkrankung mit einem anderen Serotyp des Virus infiziert wird. Die Erkrankung hinterlässt eine Immunität gegen den jeweiligen Serotyp unter Bildung von Antikörpern. Kommt es nun zu einer neuerlichen Infektion mit einem anderen Serotypus, bildet das Virus Komplexe mit den vorhandenen Antikörpern, welche von Makrophagen phagozytiert werden, in denen sie sich nun weiter vermehren können. Durch die hohe Viruslast werden schwere Verläufe häufig.

- **Dengue-Fieber (Knochenbrecherfieber):** Eine Erstinfektion verläuft häufig ähnlich einem grippalen Infekt mit Fieber, Schüttelfrost, Knochen-, Kopf- und Gliederschmerzen. Kommt zum Fieber und zu den Knochenschmerzen noch ein Hautausschlag dazu, spricht man von der **Dengue-Trias**. Nach etwa einer Woche klingen die Symptome wieder ab, ein zweiter Fieberanstieg ist jedoch auch möglich.
- **Hämorrhagisches Denguefieber:** Bei schwereren Verläufen, auch häufig nach der oben erwähnten Zweitinfektion, kommt es zu einem

Mangel an Blutplättchen (Thrombozytopenie) und einer erhöhten Durchlässigkeit der Kapillarwände mit Haut- und Schleimhautblutungen. Petechiale Hautblutungen können auf einen schweren Verlauf hinweisen.

- **Dengue-Schock-Syndrom:** In einigen wenigen Fällen verschlechtert sich der Zustand des Patienten rasant, es treten Organblutungen, blutiger Stuhl, Koma und Kreislaufversagen auf.

Nachweis: Virusnachweis, PCR, später Antikörper im Blut.

Prophylaxe: Mückenschutz, auch am Tag! Lange Kleidung, Repellentien, Mosquitonetze.

Es gibt eine Impfung, die jedoch nicht als Reiseimpfung zugelassen ist.

Nach durchgemachter Erkrankung sollten Endemiegebiete wegen der Gefahr einer neuerlichen Ansteckung und eines schweren Verlaufes gemieden werden!

Therapie: Die Therapie ist rein symptomatisch und besteht vorwiegend in der Schmerzbekämpfung und im Flüssigkeitsersatz. Schwere Verläufe benötigen eine intensivmedizinische Therapie, unbehandelt führen sie in etwa der Hälfte der Fälle zum Tod.

Keine Gabe von Acetylsalizylsäure (Aspirin), da diese die Blutungsneigung verstärkt!

Ein Medikament gegen Dengue-Virus ist in Entwicklung.

14.4 Zika-Virus

Das Zika-Virus, kurz ZIKV, ist ein RNA-Virus aus der Familie der Flaviviridae und gehört zur Gattung Flavivirus. Es ist der Auslöser des Zika-Fiebers.

Übertragung: Die Übertragung des Virus erfolgt in erster Linie in Regionen mit tropischem und subtropischem Klima, vornehmlich durch die

Mückenart Aedes aegypti, welche auch das Gelbfieber übertragen. Weitere Übertragungsmöglichkeiten bestehen durch Geschlechtsverkehr, da das Virus besonders lange im Sperma nachweisbar bleibt, und über Blutprodukte. Dies muss bei Spendern, die aus Endemiegebieten eingereist sind, Beachtung finden. Besonders erwähnenswert erscheint die Möglichkeit einer diaplazentaren Übertragung des Virus von der Mutter auf das ungeborene Kind, was zum Fruchttod oder zu Fehlbildungen des Gehirns und somit des Schädels (Mikrozephalie) führen kann.

Krankheitsbild: In den überwiegenden Fällen verlaufen Infektionen durch das Zika-Virus symptomlos oder mit mäßigem Fieberanstieg, Kopf- und Gliederschmerzen, eventuell einem Hautausschlag mit Juckreiz. Die große Gefahr besteht in der Infektion von Schwangeren, deren Kinder noch im Mutterleib versterben oder mit schwerwiegenden Fehlbildungen zur Welt kommen.

Diagnose: Im Frühstadium der Infektion kann das Virus im Blut und im Harn direkt und später durch das Vorhandensein von Antikörpern im Blut nachgewiesen werden.

Prophylaxe: Da weder die Möglichkeit einer Impfung noch einer medikamentösen Prophylaxe besteht, wird Schwangeren vor nicht notwendigen Reisen in Zika-Verbreitungsgebiete abgeraten. Männlichen Reiserückkehrern wird vom österreichischen Gesundheitsministerium für mindestens sechs Monate die Anwendung von Kondomen angeraten, Frauen sollten nach der Rückkehr ebenso lange auf eine Schwangerschaft verzichten. Geschlechtspartner schwangerer Frauen sollten bis zur Geburt nicht auf Kondome verzichten. Auch Blutspenden sind über einen längeren Zeitraum nicht möglich.

Therapie: Zurzeit gibt es weder eine Impfung noch eine spezifische antivirale Therapie gegen das Zika-Virus. Die Behandlung erfolgt rein symptomatisch.

14.5 West-Nil-Virus

Dieses ursprünglich aus den Tropen stammende Virus gelangte über Zugvögel in nahezu alle Erdteile und kommt auch in Europa im Mittelmeerraum, ja sogar in Österreich vor.

Übertragung: Das Virus wird vornehmlich von Vögeln über Stechmücken auf den Menschen übertragen. Weitere mögliche Infektionswege sind Blutkonserven und die diaplazentare Übertragung auf das Ungeborene.

Inkubationszeit: Wenige Tage bis zwei Wochen.

Krankheitsbild:

- **West-Nil-Fieber:** In den überwiegenden Fällen verläuft die Erkrankung symptomlos, einige Infizierte entwickeln grippeähnliche Symptome wie Schüttelfrost, Fieber und Kopf- und Gliederschmerzen, die von Lymphknotenschwellungen und einem blassen Ausschlag am ganzen Körper begleitet sein können.
- **Enzephalitis:** Wenige Infizierte (etwa 1 %) erkranken schwer an einer neurologischen Form des West-Nil-Fiebers mit Gedächtnisstörungen, epileptischen Anfällen, Lähmungserscheinungen, Gangstörungen und Beeinträchtigungen durch Lähmung unterschiedlicher Hirnnerven. Etwa die Hälfte der Betroffenen leidet unter neurologischen Spätfolgen, 5–10 % versterben.

Diagnose: Virusnachweis mittels PCR, später Nachweis von Antikörpern im Blut oder Liquor.

Prophylaxe: Mückensichere Kleidung, Insektenschutz, keine Blutspende bei Virusverdacht!

Therapie: Rein symptomatisch.

14.6 Hepatitis-C-Virus (HCV)

Das Hepatitis-C-Virus wurde erst in den späten 1980er-Jahren nachgewiesen, davor sprach man von einer Non-A-Non-B-Hepatitis, also einer Hepatitis, die weder durch HAV noch durch HBV ausgelöst wird.

Übertragung: Etwa 2–3 % der Weltbevölkerung sind chronisch infiziert. Die Übertragung erfolgt in erster Linie über Blut und Blutderivate, besonders gefährdet sind Drogenabhängige bei gemeinsamem Gebrauch von Nadeln. Eine sexuelle Übertragung ist möglich, die Infektion über andere Körpersekrete ist eher unwahrscheinlich.

Die vertikale Übertragung auf das Ungeborene ist wesentlich seltener als beim Hepatitis-B-Virus; eine Übertragung über die Muttermilch gilt nach neuesten Studien als unwahrscheinlich.[3]

Medizinisches Personal sollte sich immer der Übertragungsmöglichkeit durch Nadelstichverletzungen bewusst sein.

Seit Blutkonserven auf das Virus getestet werden, besteht im intravenösen Drogenkonsum und im Umgang mit dem Blut infizierter Patientinnen die größte Gefahr, sich anzustecken. Für Kinder besteht die größte Gefahr einer Ansteckung während der Geburt bei einer HCV-positiven Mutter.

Inkubationszeit: 2–8 Wochen, kann aber bis zu einem halben Jahr betragen.

Krankheitsbild akute Hepatitis C: Etwa 75 % der Infektionen verlaufen ohne oder nur mit leichter, grippeähnlicher Symptomatik; das bedeutet, dass auch das typische Merkmal eines Ikterus fehlt und die Erkrankung nicht erkannt wird; diese Fälle können unbemerkt in eine chronische Verlaufsform übergehen. Die übrigen 25 % verlaufen symptomatisch mit Ikterus (Gelbfärbung der Haut und der Lederhaut des Auges) und Anstieg der Leberwerte (Transaminasen) im Blut, wovon etwa die Hälfte ausheilt.

3 Das Robert-Koch-Institut bezieht sich hier auf das Projekt des Kompetenznetzes Hepatitis. Es konnten wertvolle Erkenntnisse zur Einschätzung eines Risikos einer Virusübertragung durch Stillen gewonnen werden, auf deren Basis die Nationale Stillkommission ihre ursprüngliche Stellungnahme vom März 2001 am 8.1.2004 und am 30.5.2008 ergänzte.

Krankheitsbild chronische Hepatitis C: Bis zu 80 % aller Infektionen mit Hepatitis C gehen in einen chronischen Verlauf mit Abgeschlagenheit, Völlegefühl, Hautjucken und Gelenksbeschwerden über. Cirka 20 % der chronisch Erkrankten entwickeln eine Leberzirrhose, davon 2–5 % ein Leberzellkarzinom.

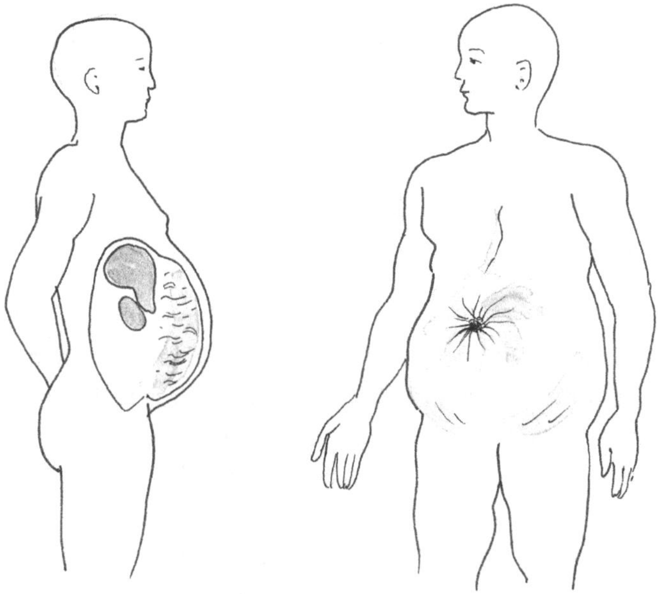

Abbildung 41: Aszites (Bauchwassersucht) bei Leberzirrhose

Nachweis: spezifische Antikörper, Virus-RNA-Nachweis durch PCR.

Prophylaxe: Testung von Blutkonserven und Blutprodukten; besonderer Schutz des medizinischen Personals bei operativen Eingriffen; unentgeltliche Nadel- und Spritzenabgabe an Drogensüchtige.

Gegen das Hepatitis-C-Virus gibt es zurzeit noch keine Impfung.

Therapie: Mittlerweile stehen mehrere, sehr gut wirksame antivirale Therapien zur Verfügung.

14.7 Humanes Immundefizienz-Virus (HIV)

Den Ausgang der weltweiten Verbreitung dieses Virus nahmen HIV-Infektionen in Afrika, wo das Virus in einigen Affenpopulationen nachgewiesen werden konnte. Es besteht die Vermutung, dass das Virus durch die Gewinnung von Impfstoffen vom Affen auf den Menschen übertragen wurde und sich von da an von Mensch zu Mensch über die ganze Erde verbreitet hat. Der Großteil der Infizierten lebt in Dritte-Welt-Ländern; das Virus hat in einigen Regionen, in denen ganze Elterngenerationen erkrankten, zu enormen humanen und ökonomischen Katastrophen geführt.

Erst 1981 wurde das Krankheitsbild AIDS erstmalig von einem amerikanischen Wissenschaftler beschrieben, der erste bekannte Krankheitsfall in Österreich trat 1983 in Wien auf.

Übertragung: HIV wird über Blut, Sperma und Vaginalflüssigkeit übertragen. Die häufigsten Übertragungswege sind dementsprechend sexuelle Kontakte und parenterale Infektionen durch die gemeinsame Verwendung von Nadeln im Drogenmilieu. Eine Übertragung auf das Kind vor und während der Geburt und über die Muttermilch ist nach wie vor in Entwicklungsländern häufig, die Übertragung über Blutkonserven ist bei uns seit der Einführung des Ak-Nachweises extrem selten, aber möglich, da Antikörper erst ab etwa zwei Wochen nach Infektion im (Spenderinnen-) Blut nachgewiesen werden können.

Infizierte sind zwar lebenslang potenziell ansteckend, alltägliche Sozialkontakte stellen aber kein Infektionsrisiko dar. Antivirale Therapien ermöglichen heute, die Viruslast derart zu senken, dass das Virus nicht mehr nachgewiesen werden kann, wodurch sich die Gefahr einer Übertragung deutlich reduziert.

Inkubationszeit: Bei Verdacht auf eine Infektion mit dem HI-Virus können Antikörper gegen das Virus frühestens nach etwa 2 Wochen nachgewiesen werden. Sind 12 Wochen nach einem (vermeintlichen) Viruskontakt noch keine Antikörper im Blut nachweisbar, kann davon ausgegangen werden, dass es zu keiner Infektion gekommen ist.

Krankheitsbilder:

- akute HIV-Infektion: Etwa 2–6 Wochen nach der Infektion entwickelt ein Teil der Infizierten Symptome ähnlich einem grippalen Infekt oder einem Pfeiffer'schen Drüsenfieber mit Fieber, Gliederschmerzen und Lymphknotenschwellung. Nach Abklingen dieses uncharakteristischen Krankheitsstadiums folgt ein langes, über Monate bis Jahre dauerndes, symptomloses Intervall. Durch eine fortschreitende Zerstörung der T-Zellen erfolgt eine zunehmenden Schwächung des Immunsystems, bis es schließlich zum Krankheitsbild AIDS (Acquired Immune Deficiency Syndrome), dem Vollbild einer schweren Immunschwäche, kommt.
- AIDS: Beim Vollbild der Erkrankung kommt es wegen der stark herabgesetzten Immunabwehr zu häufigen Infektionskrankheiten. Es treten auffallend oft opportunistische Infektionen (Infektionen mit Erregern, die bei Gesunden kaum eine Rolle spielen) wie Pneumonien durch Pneumocystis jirovecii und Soormykosen (Candida albicans) der oberen Verdauungswege auf; häufig kommt es zu einer Aktivierung von Varizella-Zoster-Viren oder einer schlummernden Primärtuberkulose. Durch die Schwächung des Immunsystems entstehen gehäuft bösartige Tumoren, in erster Linie das wahrscheinlich durch Humane Herpes-Viren 8 (HHV 8) induzierte Kaposi-Sarkom, ein (braun-bläuliche Knoten bildender) Gefäßtumor an Haut und Schleimhäuten.

Nachweis: zuerst Antikörpersuchtest (ELISA), bei positivem Test Bestätigung durch Western-Blot-Test, der wesentlich spezifischer auf Ak reagiert. PCR.

Prophylaxe: Testung von Blutkonserven und Blutprodukten; besonderer Schutz des medizinischen Personals bei operativen Eingriffen; unentgeltliche Nadel- und Spritzenabgabe an Drogensüchtige.

Kondome.

Therapie: Die sehr komplexe antivirale Kombinationstherapie kann den Ausbruch des Vollbildes der Erkrankung AIDS lange hinauszögern oder sogar verhindern. Es wird versucht, die Virusvermehrung einzudämmen, um eine Schwächung des Immunsystems hintanzuhalten.

Die Gefahr einer Ansteckung mit HIV korreliert mit der Anzahl der Viren (Viruslast) in den Körperflüssigkeiten. Durch eine antiretrovirale Therapie kann die Viruslast unter die Nachweisgrenze gesenkt und die Ansteckungsgefahr deutlich vermindert werden.

14.8 Rötelnvirus

Das Rötelnvirus ist weltweit verbreitet, als einziger Wirt gilt der Mensch.

Übertragung: Das Virus wird durch Tröpfcheninfektion von Mensch zu Mensch übertragen.

Inkubationszeit: 2–3 Wochen. Infizierte sind schon etwa eine Woche vor bis eine Woche nach Auftreten des Hautausschlags infektiös.

Krankheitsbilder:

- **Röteln:** Kommt es im Kindesalter zu einer Rötelninfektion, verläuft die Erkrankung in der Regel harmlos mit geringem Fieberanstieg, Kopfschmerzen, katarrhalischen Entzündungen der oberen Luftwege, Bindehautreizung und Schwellung der retroaurikulären und Nackenlymphknoten. Typisch ist das Auftreten eines kleinfleckigen Ausschlags, der sich vom Gesicht aus auf den Stamm und die Extremitäten ausbreitet.

  Tritt die Erkrankung im Jugend- oder Erwachsenenalter auf, kann es zu schwererem Verlauf mit Mittelohrentzündungen (Otitis media), Gelenksentzündungen (Arthritis), Entzündungen des Herzmuskels (Myokarditis) und des Herzbeutels (Perikarditis) und in seltenen Fällen zu einer Gehirnentzündung (Enzephalitis) kommen.

- **Rötelnembryofetopathie:** Das wirklich Gefährliche an dieser an sich harmlosen Kinderkrankheit ist eine Ansteckung der werdenden Mutter mit nachfolgender Infektion des ungeborenen Kindes. Bei einer Infektion im ersten Schwangerschaftsdrittel kommt es in 90 % der Fälle zu Fehlbildungen am Herzen (offener Ductus arteriosus Botalli), am Auge (Katarakt – grauer Star) und am Innenohr (Taubheit). Das gemeinsame Auftreten von Innenohrschwerhörigkeit, grauem Star und Herzfehlbildungen wird als **Gregg-Syndrom** bezeichnet. Die Kinder kommen also taub und blind zur Welt, was ihre weitere Entwicklung entscheidend beeinflusst. Bei einer Infektion im 2. Schwangerschaftsdrittel treten nur mehr in etwa 30 % der Fälle Entwicklungsstörungen auf, im 3. Drittel treten keine Schäden mehr auf. Frühe Infektionen können auch zu Fehlgeburten führen.

Nachweis: Antikörper im Blut, PCR, Kultur.

Prophylaxe: Impfung (MMR – Masern-Mumps-Röteln-Impfung).

Therapie: Symptomatisch.

> Frauen im gebärfähigen Alter sollten wegen der Gefahr einer Rötelnembryofetopathie unbedingt gegen Röteln geimpft sein!

14.9 Hantavirus

Dieses Virus kommt in verschiedenen Spezies auf der ganzen Welt vor und kann unterschiedlich schwere Erkrankungen hervorrufen. In Europa überwiegen zwei Spezies: das Puumalavirus (PUUV) und das Dobravavirus (DOBV). Als Reservoir dienen Mäuse und Ratten; in unseren Breiten ist die Rötelmaus der häufigste Überträger.

Übertragung: Das Virus wird über den Kot, den Urin und den Speichel der Nagetiere ausgeschieden und gelangt über kontaminierten Staub aerogen, aber auch durch direkten Kontakt mit verletzter Haut in den menschlichen Organismus. Das Virus ist recht widerstandsfähig gegen Umwelteinflüsse und kann auch im getrockneten Zustand einige Tage überleben. Prinzipiell besteht auch die Möglichkeit, dass es durch Mäuse- oder Rattenbiss übertragen wird.

Inkubationszeit: 2-4 Wochen.

Krankheitsbilder: Meist verläuft die Erkrankung bei den europäischen Virusarten wie ein grippaler Infekt mit plötzlichem Fieberanstieg, Kopfschmerzen und Muskelschmerzen. Die Symptome klingen in der Regel schon nach wenigen Tagen wieder ab.

Nephropathia epidemica: Manchmal kommt es zu schwereren Verläufen im Sinne eines hämorrhagischen Fiebers mit Blutungen und Beteiligung der Nieren. Es treten dann zusätzlich zu den oben genannten Symptomen Husten, gerötete Rachenschleimhaut und Schmerzen im Bauch- und Lendenbereich als Ausdruck des Nierenbefalls auf; die Erkrankung kann zur Niereninsuffizienz führen.

Diagnose: Klinik, serologischer Nachweis, PCR.

Prophylaxe: Bekämpfung von Mäusen und Ratten in menschlichen Behausungen und in Nahrungsmittellagern.

Therapie: Symptomatisch, evtl. Dialyse bei Niereninsuffizienz.

14.10 Coronavirus

Coronaviren tragen ihren Namen aufgrund ihres Aussehens, das an eine Sonnenkorona erinnert. An ihrer Hülle sitzen zahlreiche keulenförmige Fortsätze, die sogenannten Spikes. An den Spikeproteinen befinden sich unter anderem zwei Untereinheiten, einerseits die S1-Untereinheit mit der Rezeptor-Bindungs-Domäne, die das Andocken des Virus an die ACE-

2-Rezeptoren der Wirtszelle ermöglicht, andererseits die S2-Untereinheit, ein Fusionsprotein, welches das Verschmelzen der Virushülle mit der Membran der Wirtszelle ermöglicht. So kann das Virus sehr effektiv Zellen der Atemwege befallen und in diese eindringen.

Man unterscheidet insgesamt acht unterschiedliche Coronaviren, die großteils relativ harmlose Atemwegserkrankungen wie Schnupfen, Kehlkopfentzündungen, Entzündungen der oberen Luftwege und der Bronchien verursachen. Drei von ihnen, nämlich SARS-CoV-1, das MERS-Virus und SARS-CoV-2, verursachen schwerwiegende Erkrankungen. Coronaviren können sich sowohl in menschlichen Zellen als auch in Säugetieren, Vögeln und sogar Reptilien vermehren und zu Erkrankungen führen.

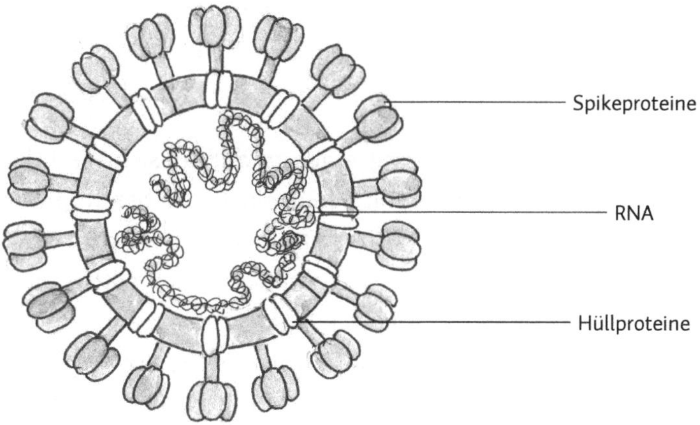

Abbildung 42: Coronavirus-Schema

Übertragung: Tröpfcheninfektion, Schmierinfektion.

Inkubationszeit: Wenige Tage bis 2 Wochen.

14.10.1 SARS-Coronavirus 1

SARS steht für Severe Acute Respiratory Syndrome, bedeutet also „schweres akutes Atemwegssyndrom“.

Einer der ersten Infizierten war ein Mann in China im Herbst 2002, der in Folge zahlreiche der ihn behandelnden Krankenhausmitarbeiter sowie Personen in dem von ihm bewohnten Hotel ansteckte. Die Hotelgäste reisten in ihre Heimatländer zurück – so verbreitete sich das Virus in Windeseile über Taiwan, Vietnam, Singapur und Kanada bis in die USA und nach Europa. Erst im April 2003 rief die WHO einen weltweiten Gesundheitsalarm aus, was zu massiven Beschränkungen der Reisetätigkeit und Vorsichtsmaßnahmen im Kontakt mit Infizierten führte. Am 19. Mai 2004 erklärte die WHO die Pandemie für beendet. SARS-CoV-1 forderte 774 Menschenleben, wovon 45 außerhalb Asiens zu beklagen waren. In Österreich gab es keine Erkrankungsfälle.

Übertragung: Ursprünglich dürfte das Virus in chinesischen Restaurants, in denen Wildtiere sehr menschennah gehalten, geschlachtet und verzehrt wurden, ausgebrochen sein. Einmal auf den Menschen übergesprungen, verbreitete es sich durch Tröpfcheninfektion von Mensch zu Mensch.

Krankheitsbild SARS: Im Anfangsstadium äußert sich die Erkrankung ähnlich einem grippalen Infekt mit Schüttelfrost, Fieber, Kopf- und Gliederschmerzen. Typischerweise tritt erst nach mehrtägigem Krankheitsverlauf Husten mit zunehmender Atemnot auf. Man spricht im Zusammenhang mit SARS von einer atypischen Pneumonie, bei der sowohl das Röntgenbild als auch die Symptomatik von einer typischen Pneumokokkenpneumonie (Lobärpneumonie) abweichen. Viele Patienten entwickeln zusätzlich wässrige Durchfälle. Etwa 20 % der Betroffenen benötigen eine intensivmedizinische Betreuung, die Letalität liegt bei circa 10 %.

Diagnose: Erregernachweis mittels PCR aus Rachensekret.

Prophylaxe: FFP2- oder FFP3-Schutzmaske, Quarantäne und Isolierung von Infizierten, Reisebeschränkungen; bis dato steht keine Schutzimpfung zur Verfügung.

Therapie: Keine spezifische Medikation möglich, daher symptomatische Therapie und, wenn nötig, Beatmung.

14.10.2 MERS-Coronavirus

MERS – Middle East Respiratory Syndrome wurde im Jahre 2012 erstmalig auf der arabischen Halbinsel nachgewiesen. In anderen Regionen der Erde traten bislang nur importierte Krankheitsfälle auf. Auch dieses Virus wird mit hoher Wahrscheinlichkeit von Tieren, im Besonderen von Dromedaren und Fledermäusen, auf den Menschen übertragen.

Das Krankheitsbild ähnelt stark einer Erkrankung mit SARS-Coronaviren, ursprünglich gesunde Infizierte zeigen aber meist einen milden Verlauf. Bei Menschen mit Vorerkrankungen verläuft die Infektion häufig schwer mit einer hohen Letalitätsrate.

Für MERS gelten dieselben prophylaktischen und therapeutischen Maßnahmen wie für SARS1.

14.10.3 SARS-Coronavirus 2

Das neuartige Coronavirus (nCoV) wurde erstmalig im Jahre 2019 in der chinesischen Stadt Wuhan identifiziert und breitete sich von dort schnell über alle Kontinente aus. Am 11. März 2020 wurde von der WHO eine weltweite Pandemie ausgerufen. Die ersten beiden Fälle in Österreich traten am 25. Februar desselben Jahres in Innsbruck auf.

Wie bereits erwähnt, ermöglichen Spikes an der Oberfläche des Virus ein Andocken an Zellen, welche im Besitz von ACE-2-Rezeptoren (Angiotensin-Conversing-Enzyme-2-Rezeptoren) sind. Dies trifft zwar auf Zellen im gesamten menschlichen Organismus zu, besonders reichlich besetzt mit ACE-2-Rezeptoren sind aber jene im Respirationstrakt, im Verdauungstrakt, im Herzen, im Nervensystem, in der Niere sowie in der Leber.

Alte Menschen, Personen mit kardialen und pulmonalen Vorerkrankungen, Diabetiker, Raucherinnen, Menschen mit einem geschwächten Immunsystem und mit Downsyndrom, schwer übergewichtige Personen sowie Schwangere zählen zu den Risikogruppen für schwere Verläufe. Kinder erkranken überwiegend mild.

Übertragung: Das Virus wird aerogen über Tröpfchen und Aerosole übertragen, wobei die leichten Aerosole länger in der Raumluft nachweisbar bleiben als die schwereren Tröpfchen, die zu Boden sinken.

Eine vertikale Übertragung des Virus von der Mutter auf das Ungeborene ist ebenso möglich wie eine Kontaktübertragung über kontaminierte Flächen.

Krankheitsbild Covid-19: Bei einer durch CoV-2 hervorgerufenen Erkrankung können unterschiedlichste Symptome auftreten. Diese können einerseits durch die Infektion unterschiedlicher Organsysteme, andererseits durch überschießende Immunreaktionen oder eine zunehmende Gerinnungsneigung des Blutes erklärt werden. Im Folgenden werden mögliche Symptome beschrieben, die mehr oder weniger häufig im Rahmen einer Erkrankung mit dem Virus auftreten, aber nicht zwangsläufig gemeinsam auftreten müssen.

- Erkrankungen der Atemwege: Je nach Virusvariante und Impfstatus können Schnupfen, Husten und Halsschmerzen, aber auch schwer verlaufende atypische Pneumonien auftreten. Letztere können eine Sauerstoffgabe über eine Nasensonde bis zu einer maschinellen Sauerstoffanreicherung außerhalb des Körpers notwendig machen, falls die geschädigte Lunge den Gasaustausch nicht mehr bewältigt. Bei der sogenannten ECMO (Extrakorporale Membranoxygenierung) wird das Blut aus einer großen Körpervene abgeleitet, außerhalb des Körpers von CO_2 befreit und mit Sauerstoff angereichert, um anschließend wieder in das Gefäßsystem rückgeleitet zu werden.
- Erkrankungen des Herz-Kreislauf-Systems: Im Verlauf einer Covid-19-Erkrankung können Herzmuskelentzündungen, Herzrhythmusstörungen, Myokardinfarkte und infolgedessen eine Herzinsuffizienz auftreten. Aufgrund der erhöhten Gerinnungsneigung werden jedoch auch Thrombosen und Embolien beschrieben, die Ursache von Schlaganfällen oder Lungenembolien sein können.
- Erkrankungen des Nervensystems: Die vielfältigen Möglichkeiten einer Mitbeteiligung des zentralen und des peripheren Nervensystems

machen eine vielfältige Symptomatik von Riech- und Geschmacksstörungen über Schwindel, Schwäche, Kopfschmerzen bis hin zu Konzentrationsstörungen und einem Fatigue-Syndrom möglich.

- Erkrankungen des Magen-Darm-Traktes: Es werden Übelkeit, Magenschmerzen, Erbrechen, Durchfälle und auch Beeinträchtigungen der Leberfunktionen beschrieben.
- Erkrankungen der Haut: Im Rahmen der Erkrankung werden unterschiedlichste Hauterscheinungen wie Rötungen, Pusteln, Quaddeln und auch Durchblutungsstörungen beschrieben.
- **Hyperinflammationssyndrom:** Einige schwer erkrankte Infizierte zeigen nach ein- bis zweiwöchigem Verlauf eine plötzlich auftretende Verschlechterung des Zustandsbildes aufgrund einer überschießenden Immunreaktion, die häufig mit einem Multiorganversagen und dem Tod des Patienten endet.
- **PIMS – Pediatric Inflammatory Multisystem Syndrome oder MIS-C – Multisystem Inflammatory Syndrome in Children:** Obwohl Kinder häufig einen milden oder sogar symptomlosen Verlauf zeigen, kommt es in seltenen Fällen zu einer überschießenden Entzündungsreaktion, die auch lebensbedrohend werden kann. Wenige Wochen nach einer durchgemachten Coronainfektion kommt es zu einem erneuten Auftreten von Fieber, Durchfällen, Hautausschlägen, Herzmuskel- und Herzbeutelentzündungen, neurologischen Symptomen und in einigen Fällen auch zu einem akuten Nierenversagen. Immunglobuline und Glukokortikoide sowie weitere Maßnahmen wie Flüssigkeitsersatz und Medikamente zur Kreislaufunterstützung führen in den meisten Fällen zum Abklingen der schweren Symptomatik.

Komplikationen: Das Long-Covid-Syndrom zeichnet sich durch Symptome aus, die länger als 4 Wochen nach einer durchgemachten Erkrankung bestehen bleiben. Als Post-Covid-Syndrom werden Symptome, die mindestens 12 Wochen nach der Erkrankung noch bestehen oder nach ursprünglichem Abklingen wieder auftreten, bezeichnet. Einige häufig auftretende Erscheinungsbilder dieser Syndrome sind allgemeine Erschöpfungszustände (Fatigue-Syndrom), Kurzatmigkeit, Konzentrationsstörungen inklusive Beeinträchtigung kognitiver Fähigkeiten, aber auch ein Fortbestehen der gestörten Geschmacks- und Geruchswahrnehmung.

Prophylaxe: Impfung, Atemschutzmaske, Schutzkleidung, Hände waschen, Quarantäne, Einschränkung der sozialen Kontakte.

Therapie: Symptomatische Therapie wie Sauerstoffgabe, Cortison, Gerinnungshemmer, Analgetika (Schmerzmedikamente), Antipyretika (Fiebersenker). Eine spezifische antivirale Therapie und monoklonale Antikörper stehen für bestimmte Risikogruppen zur Verfügung.

14.11 Ebolavirus und Marburgvirus

Diese beiden eng verwandten Viren kommen vor allem in Zentralafrika vor. Über das Erregerreservoir können nur Vermutungen angestellt werden. Man nimmt an, dass verschiedene Affenarten von Flughunden, die anscheinend das Reservoir für das Virus darstellen, infiziert wurden. Buschjäger erlegten die erkrankten Affen und verzehrten deren Fleisch, wodurch das Virus auf den Menschen übertragen wurde. Begräbnisrituale, bei denen die Toten berührt werden, und fehlende Isolierungsmöglichkeiten von Erkrankten fördern die Verbreitung des Virus.

Das Marburgvirus erhielt seinen Namen von der hessischen Stadt Marburg, wo das Virus an Laborbediensteten und Tiepflegerinnen auftrat, die sich offensichtlich an Versuchstieren angesteckt hatten.

Übertragung: Durch direkten Kontakt zu infizierten Tieren und das Verzehren dieser Wildtiere; von Mensch zu Mensch wird das Virus durch Kontaktinfektion und durch Schmierinfektion übertragen, Körperflüssigkeiten wie Speichel, Erbrochenes, Stuhl, Urin oder Schweiß von Erkrankten sind infektiös. Wegen der überwiegend schlechten medizinischen Infrastruktur in den betroffenen Ländern besteht immer die Gefahr eines Ausbruchs von Epidemien.

Inkubationszeit: wenige Tage bis 3 Wochen.

Krankheitsbild: Sowohl das Ebola- als auch das Marburgvirus verursachen Gerinnungsstörungen und eine vermehrte Durchlässigkeit der Blutgefäße, welche mit erhöhter Blutungsneigung einhergehen. Die Erkrankung beginnt plötzlich mit Kopfschmerzen, Fieber, Muskelschmerzen und gastrointestinalen Symptomen, wie Übelkeit, Erbrechen und Durchfall. Im weiteren Verlauf treten Haut-, Schleimhaut- und Organblutungen auf. Häufig kommt es zu einem Nierenversagen, einem Leberversagen oder einer Gehirnentzündung, die letztlich in einer Schocksymptomatik enden. Die Letalität kann bis zu 80 % betragen, der Tod tritt schon nach wenigen Tagen ein.

Prophylaxe: Isolierung von Patienten bereits bei Verdacht auf die Erkrankung.

Seit 2019 ist auch in der EU ein Impfstoff (unter Vorbehalt nach einem beschleunigten Zulassungsverfahren) zugelassen.

Nachweis: serologischer Nachweis, PCR, Viruskultur und elektronenmikroskopischer Nachweis (wegen der Gefährlichkeit des Erregers in Speziallabors unter besonderen Sicherheitsvorkehrungen).

Therapie: symptomatisch.

14.12 Influenzaviren

Wir unterscheiden zwei Typen von Influenzaviren, die für den Menschen Bedeutung haben: Influenzavirus A und B. **Influenzaviren Typ A** besitzen an ihrer Hülloberfläche unterschiedliche Glykoproteine, nämlich Hämagglutinine und Neuraminidasen, die eine Vielzahl von Virus-Subtypen unterscheidbar machen. Es lassen sich derzeit 18 unterschiedliche Virus-Hämagglutinine (HA) und 9 verschiedene Neuraminidasen (NA) unterscheiden. Hämagglutinine sind Antigene, die eine Immunantwort auslösen, Neuraminidasen beeinflussen die Freisetzung von Viren aus

Zellen, in denen sie sich bereits vermehrt haben. Influenza-A-Viren können untereinander die HA- und NA-Glykoproteine austauschen, wodurch neue Virusvarianten entstehen.

Vom **Influenzavirus Typ B** sind zwei genetisch unterschiedliche Erreger bekannt, die sich ebenfalls aufgrund bestimmter Oberflächenproteine unterscheiden.

Influenza-A-Viren findet man außer beim Menschen vor allem bei Vögeln (Vogelgrippe), aber auch beim Schwein (Schweinegrippe) und beim Pferd. Aufgrund des engen Zusammenlebens der Menschen mit Geflügel und anderen Haustieren nehmen Grippeepidemien häufig ihren Ausgang in Asien. Influenza-B-Viren kommen hingegen nur beim Menschen vor.

Influenzaviren können sich in den Zellen all dieser Lebewesen vermehren, wobei es häufig zu einem Austausch genetischen Materials (virale RNA) zwischen Viren kommt, wenn eine Zelle mit zwei unterschiedlichen Influenzaviren infiziert ist. Durch diese Mutationen entstehen neue Varianten, die den Menschen bedrohen und eventuell das Potenzial für eine pandemische Verbreitung besitzen. Da ständig neue Virusvarianten entstehen, die auch von Tieren auf den Menschen übertragen werden, müssen jährlich neue Impfstoffe gegen die aktuellen Virussubtypen entwickelt und verabreicht werden und können Menschen durchaus öfter an Grippe erkranken.

Alle 10–40 Jahre ist mit dem Ausbruch einer **Pandemie** zu rechnen, die weltweit Millionen Tote zur Folge haben kann:

- 1918/19: Spanische Grippe durch A(H1N1)-Virus
- 1957/58: Asiatische Grippe durch A(H2N2)-Virus
- 1968/69: Hongkong-Grippe durch A(H3N2)-Virus
- 2009: Schweinegrippe durch A(H1N1)-Virus

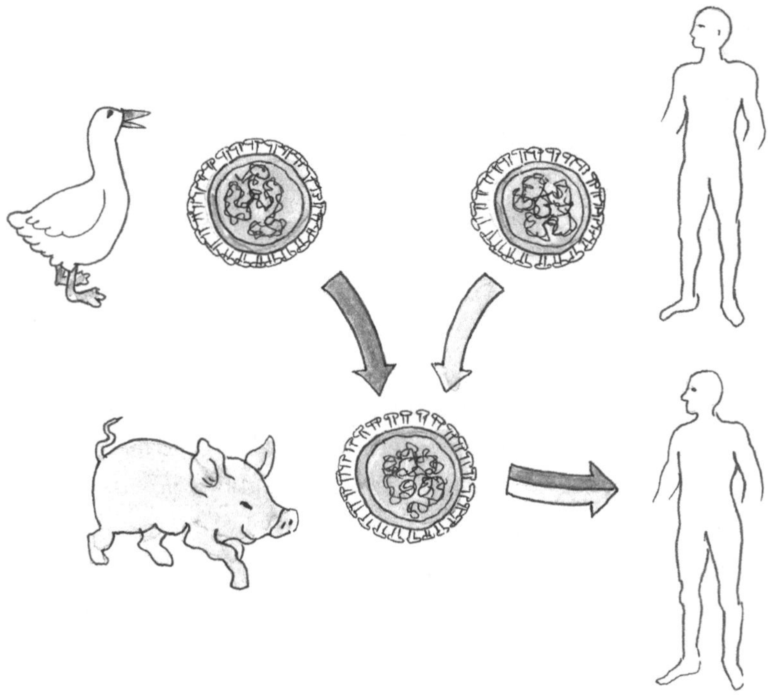

Kombination von Virusstämmen: Entstehung eines neuen Influenzavirus durch Doppelinfektion (Vogelgrippevirus + humanes Grippevirus) von Schweinen

Abbildung 43: Entstehung neuer Influenza-A-Viren

Übertragung: Influenzaviren werden durch Tröpfcheninfektion beim Niesen oder Husten, aber auch durch Schmierinfektion (kontaminierte Hände → Mund, Nase) übertragen. In unseren Breiten mit gemäßigtem Klima zeigt sich ein typischer Erkrankungsgipfel in der kalten Jahreszeit, insbesondere in den ersten beiden Kalendermonaten.

Inkubationszeit: wenige Tage.

Krankheitsbild Influenza (epidemische Grippe): Nach einer Inkubationszeit von nur wenigen Tagen kommt es zum plötzlichen Auftreten von Fieber, trockenem Husten, Gelenk- und Muskelschmerzen sowie zu Kopfschmerzen. Unkompliziert dauert die Virusgrippe etwa eine Woche bis

14 Tage, es kann aber durchaus zu Komplikationen während des Verlaufs kommen. Schwere Verläufe werden vor allem bei älteren Patientinnen, Schwangeren und Personen mit Vorerkrankungen (Diabetes mellitus, Erkrankungen der Lunge oder des Herzens) beobachtet. Die Grippe kommt weltweit vor und tritt üblicherweise in der jeweiligen kalten Jahreszeit auf. Besonders Influenza-A-Viren verursachen Epidemien und auch Pandemien.

Komplikationen: Gefürchtet sind Pneumonien, die sowohl durch das Virus selbst als auch durch Superinfektion der vorgeschädigten Schleimhäute mit Bakterien (H. influenzae) ausgelöst werden. Zusätzlich kann es zu Entzündungen des Herzmuskels (Myokarditis) und des Herzbeutels (Perikarditis), aber auch zu einem Befall des Gehirns und der Hirnhäute (Meningoenzephalitis) kommen. Todesfälle sind überwiegend in den Risikogruppen, das heißt überwiegend bei alten und kranken Menschen, zu beklagen. Aber auch bei Kindern werden mitunter schwere Verläufe beobachtet.

Nachweis: Antigenschnelltest, PCR, Viruskultur (Speziallabors).

Prophylaxe: Aufgrund der grassierenden Virusstämme gibt die WHO jährlich Empfehlungen für die Zusammensetzung des neuen Impfstoffs bekannt. Eine jährliche Impfung wird für Risikogruppen (Kinder, ältere und chronisch kranke Menschen, Schwangere, Bewohner von Altenheimen) und medizinisches Personal dringend empfohlen.

Zur Anwendung kommen kombinierte 3-fach- oder 4-fach-Impfstoffe, für Kinder ab dem 2. Lebensjahr und Jugendliche bis zum 17. Lebensjahr ist auch ein Lebendimpfstoff zugelassen, der als Nasenspray verabreicht wird.

Händeschütteln, Anhusten, Anniesen vermeiden; Hände waschen; Wohnräume gut lüften, Kontakt zu kranken/toten Vögeln meiden.

Für den Fall einer Pandemie stehen nationale Pandemiepläne und solche der WHO zur Verfügung.

Therapie: Eine antivirale Therapie (Tamiflu) ist dann wirksam, wenn sie innerhalb der ersten 48 Stunden nach Erkrankungsbeginn begonnen wird; sonst symptomatische Therapie.

Kindern darf wegen der Gefahr eines Reye-Syndroms kein Aspirin verabreicht werden!

Grippeimpfungen werden jährlich durchgeführt, da ständig neue Virusvarianten entstehen und die Impfstoffe an die jeweils auftretenden Influenzastämme angepasst werden.

14.13 Parainfluenzavirus

Parainfluenzaviren gehören den Paramyxoviren an.

Übertragung: Der Erreger kommt im Gegensatz zu Influenzaviren nur beim Menschen vor und wird durch Tröpfcheninfektion verbreitet.

Inkubationszeit: 2–4 Tage.

Krankheitsbilder: Es treten grippeähnliche Symptome wie hohes Fieber, Schnupfen, Entzündungen des Kehlkopfes und der Luftröhre (Laryngotracheitis), Bronchitis und Pneumonien auf.

Bei Säuglingen und Kleinkindern verursachen sie häufig Kehlkopfentzündungen (Pseudokrupp) mit bellendem Husten und Atemnot.

Therapie: symptomatisch.

14.14 Masernvirus

Masernviren sind umweltlabile Erreger, die nur beim Menschen Erkrankungen hervorrufen.

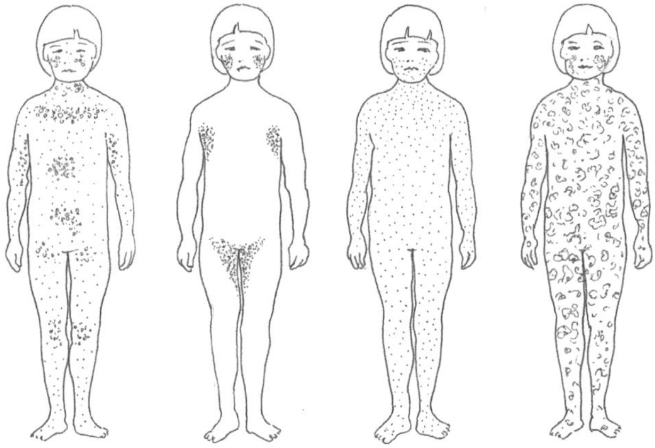

Abbildung 44: Hautausschläge unterschiedlicher „Kinderkrankheiten"

Übertragung: Masern gehören zu den sogenannten fliegenden Erkrankungen; das heißt, sie werden sehr leicht durch Tröpfchen übertragen und rufen bei Viruskontakt von Ungeimpften in mehr als 95 % eine Infektion hervor.

Inkubationszeit: 1–2 Wochen.

Krankheitsbild Masern (Morbilli): Masern zeigen einen zweiphasigen Verlauf, wobei es am Beginn der Erkrankung zu katarrhalischen Erscheinungen wie Schnupfen, Husten, Konjunktivitis (Bindehautentzündung) und hohem Fieber kommt. Auffallend sind ein Enanthem (Schleimhautausschlag) am Gaumen und weißliche (kalkspritzerartige) Flecken (Koplik-Flecken) auf der Mundschleimhaut. Erst wenige Tage danach kommt es zu einem erneuten Fieberanstieg mit dem Auftreten des typischen grobfleckigen und kleinknotigen (makulopapulös), zusammenfließenden, rot-bräunlichen Masernexanthems (Hautausschlag), das in typischer Weise hinter den Ohren und im Gesicht beginnt und sich von dort auf den Körper ausbreitet. Bereits wenige Tage vor dem Auftreten des Hautausschlages sind die Patienten jedoch schon ansteckend. Nach dem Abklingen des Exanthems zeigt die Haut eine kleieartige Schuppung mit zarten kleinen Schuppen.

Komplikationen: Da nach Masern eine vorübergehende Immunschwäche über einige Wochen besteht, kommt es häufig zum Auftreten bakterieller Superinfektionen wie Mittelohrentzündungen (Otitis media), Kehlkopfentzündungen (Masernkrupp), Bronchitiden und Pneumonien.

Einer von 1.000 Erkrankten entwickelt eine akute Masernenzephalitis, die nicht selten zum Tod oder zu Schäden am Gehirn führt.

Eine gefürchtete Spätkomplikation ist die subakute sklerosierende Panenzephalitis (Entzündung des gesamten Hirngewebes; SSPE), die erst Jahre nach der Erkrankung auftritt, unaufhaltsam zu fortschreitenden Veränderungen des zentralen Nervensystems führt und immer mit dem Tod endet. Sie zählt zu den sogenannten „Slow-Virus-Infektionen".

Nachweis: Antikörper, Viruskultur, PCR.

Prophylaxe: Impfung (MMR-attenuierter Lebendimpfstoff).

Therapie: Symptomatisch; Antibiotika bei bakterieller Superinfektion.

> Masernviren können lebensbedrohliche Erkrankungen des Gehirns hervorrufen. Besonders gefürchtet ist die schleichend verlaufende, immer tödlich endende subakute sklerosierende Panenzephalitis.

14.15 Mumpsvirus

Infektionen mit dem Mumpsvirus kommen weltweit während des gesamten Jahres vor, das Erregerreservoir ist ausschließlich der Mensch.

Übertragung: Mumpsviren werden überwiegend durch Tröpfcheninfektion übertragen, eine Infektion durch mit Speichel kontaminierte Gegenstände ist aber möglich.

Inkubationszeit: 2–3 Wochen.

Krankheitsbild Mumps (Parotitis epidemica, Ziegenpeter): Im Anfangsstadium können allgemeine Krankheitssymptome wie Fieber, Kopf- und Gliederschmerzen sowie allgemeines Unwohlsein auftreten, bevor es zur für diese Erkrankung typischen schmerzhaften Schwellung einer oder beider Ohrspeicheldrüsen kommt. Zusätzlich können auch die Unterzungen- und die Unterkieferspeicheldrüsen betroffen sein. Bei kleinen Kindern verläuft die Erkrankung häufig symptomlos oder wie ein respiratorischer Infekt.

Komplikationen: Relativ häufig kommt es zu einer **Mumpsmeningitis** (Hirnhautentzündung), die meist unkompliziert ausheilt. Selten tritt eine Enzephalitis (Hirnentzündung) mit weitaus schlechterer Prognose auf.

Etwa 30 % der erkrankten Männer entwickeln eine **Orchitis** (Hodenentzündung) mit der Gefahr einer Sterilität. Etwa gleich viele der betroffenen Frauen entwickeln eine **Mastitis** (Entzündung der Brustdrüse).

Entzündungen der Bauchspeicheldrüse (**Pankreatitis**) und des Hörnervs mit nachfolgender **Schwerhörigkeit** sind möglich.

Nachweis: Antikörpernachweis, PCR.

Prophylaxe: Impfung.

Therapie: symptomatische Therapie.

> Mumpserkrankungen können zu schweren Komplikationen wie Gehirnhautentzündung, Taubheit und Unfruchtbarkeit führen.

14.16 Respiratorisches Synzytial-Virus (RSV)

Respiratorische Synzytial-Viren (RSV) kommen weltweit vor und weisen bei uns in den Wintermonaten einen Erkrankungsgipfel auf.

Übertragung: In erster Linie durch Tröpfcheninfektion; Schmierinfektionen durch kontaminierte Gegenstände sind möglich, da die Viren gut auf Gegenständen überleben können.

Inkubationszeit: Wenige Tage bis 1 Woche.

Krankheitsbild: Das Virus ist hochinfektiös, Primärinfektionen mit RS-Viren sind sehr häufig und betreffen vor allem kleine Kinder. Reinfektionen sind wegen möglicher geringer Ausbildung einer Immunität in jedem Lebensalter möglich, verlaufen aber meistens etwas schwächer.

Das Virus vermehrt sich im Respirationstrakt und kann zu Schnupfen, Husten und Rachenentzündungen, besonders bei Kindern auch zu einer Bronchiolitis (Entzündung der kleinen Bronchien) und zu Pneumonien führen.

Vom Virus befallene Zellen der Atemwege bilden sogenannte synzytiale Zellen; das sind mehrkernige Zellzusammenschlüsse des respiratorischen Epithels (daher der Name RS), das Schaden erleidet und einen Verlust der Flimmerhärchen bewirkt. Dadurch kann der Schleim besonders aus den kleinen Bronchien nicht abtransportiert werden. Die so verengten Bronchien führen teilweise zu einer Minderbelüftung einzelner Lungenabschnitte, durch das erschwerte Abatmen der Atemluft kann es auch zu Überblähungen der Lunge kommen. Besonders Säuglinge entwickeln schnell Atemnot und einen daraus resultierenden Sauerstoffmangel, was nicht selten zu Krankenhauseinweisung führt.

Komplikationen: Bei Risikopatienten (Frühgeborene, Kinder mit bestehenden Lungen- und Herzerkrankungen, Immunsupprimierte) kann es zu schweren Verläufen kommen. Besonders Säuglinge und kleine Kinder entwickeln Mittelohrentzündungen (Otitis media) und schwerwiegende Atemstörungen (Apnoe bei Säuglingen/Frühgeborenen), die eine intensivmedizinische Behandlung notwendig machen und auch letal enden können. **Für diese Risikokinder steht eine RSV-Passivimpfung (Synagis®) zur Verfügung.**

Therapie: symptomatisch; in schweren Fällen Sauerstoffgabe oder Intubation.

Antibiotika nur bei bakterieller Superinfektion.

14.17 Tollwutvirus

Das Tollwutvirus ist weltweit verbreitet, spielt aber vor allem in Teilen Afrikas, Lateinamerikas und Asiens nach wie vor eine große Rolle. Die WHO schätzt die jährliche Sterberate durch Tollwut beim Menschen auf etwa 55.000 Fälle. In vielen europäischen Ländern wurde durch das Auslegen von Impfködern für Füchse und andere Wildtiere sowie durch strenge Vorschriften in der Hundehaltung ein Eindämmen der Tollwut erreicht. In Österreich wurde seit 2007 kein einziger Fall von Tollwut bei Füchsen nachgewiesen. Die letzte bekannte tödliche Infektion eines Menschen durch einen Fuchsbiss wurde 1979 in Kärnten bekannt; der letzte Hundebiss an einem Menschen mit Todesfolge durch Tollwut wurde im September 2004 registriert; allerdings wurde der betroffene junge Mann in Marokko von einem infizierten Tier gebissen (Österreichische Agentur für Gesundheit und Ernährungssicherheit / AGES).

An die Möglichkeit einer Übertragung durch infizierte Fledermäuse sollte nach Kontakt gedacht werden.

Übertragung: Die Tollwut wird durch den Biss eines infizierten Tieres oder durch Kontakt von infiziertem Speichel mit Wunden übertragen. Das Reservoir sind vor allem Füchse und streunende Hunde, Fledermäuse, unter anderem auch Dachse, Marder und Waschbären.

Sowohl aus Deutschland als auch aus den USA sind Fälle bekannt geworden, bei welchen Tollwut von Multiorganspenderinnen, deren Erkrankung nicht erkannt wurde, auf mehrere Organempfänger übertragen wurde. In Deutschland verstarben 2005 drei von sechs Empfängerinnen, in den USA gab es sowohl 2004 als auch 2013 Todesfälle durch „implantierte" Tollwuterreger (Deutsches Ärzteblatt, 2013).

Inkubationszeit: etwa 3–8 Wochen, wesentlich längere Inkubationszeiten sind möglich.

Krankheitsbild Tollwut (Rabies, Lyssa): Die Inkubationszeit beträgt meist einige Tage bis wenige Wochen, wodurch in der Regel auch nach dem Biss Zeit für eine Impfung bleibt. Je näher die Bissstelle am zentralen Nervensystem liegt, umso kürzer ist die voraussichtliche Inkubationszeit. Das Virus infiziert Muskulatur und Bindegewebe an der Eintrittsstelle, vermehrt sich dort und dringt in die lokalen peripheren Nerven ein. Sobald es das periphere Nervengewebe erreicht hat, schreitet die Virusvermehrung weiter fort und die Viren wandern bis zu 3 mm/h entlang der Nervenzellfortsätze in Richtung Rückenmark und Gehirn, um dann das zentrale Nervensystem zu befallen. Im Gegensatz zu Tetanus verbreitet sich kein Toxin, sondern der Erreger entlang der Nerven. Zusätzlich ist auch eine Streuung in andere Organe möglich.

Die Erkrankung selbst zeigt einen stadienhaften Verlauf:

- **Prodromalstadium:** Es treten uncharakteristische Allgemeinsymptome wie Fieber, Erbrechen und Kopfschmerzen auf; an der Bissstelle Schmerzen und Juckreiz.
- **Exzitationsstadium:** Es kommt zu neurologischen und psychischen Erscheinungen, z. B. zu generalisierten Krampfanfällen, Wutanfällen, Angstzuständen, Depressionen und Muskelkrämpfen im Kehlkopfbereich, die eine ausgeprägte Hydrophobie (Angst vor dem Schlucken von Wasser) zur Folge haben. Schon der alleinige Anblick von Wasser kann zu Krämpfen im Bereich der Rachen- und Kehlkopfmuskulatur führen.
- **Paralytisches Stadium:** In diesem Stadium stehen Muskelschwäche, eine fortschreitende Atemlähmung und ein zunehmender Bewusstseinsverlust bis zum Koma im Vordergrund. Der Tod tritt etwa eine Woche nach Auftreten der ersten Symptome ein.

Nachweis: direkter Virusnachweis, Zellkultur.

Nach dem Tod der Patientin kann die Diagnose im Hirngewebe durch Immunfluoreszenztest bestätigt werden.

Prophylaxe: Impfung **für gefährdete Personen** (Menschen, die in Tollwutgebiete reisen oder engen Kontakt zu infizierten Tieren, z.B. Fledermäusen, haben). Nach einer erfolgten Exposition die Wunde gründlich mit Seife reinigen und sofort eine postexpositionelle Impfung verabreichen! Sobald das Virus das zentrale Nervensystem erreicht hat, zeigt die Impfung keine Wirkung mehr!

Impfung von Haus- und Wildtieren.

Therapie: Wunde gründlich mit Wasser und Seife reinigen; frühestmögliche aktive und passive Impfung nach dem Biss.

Intensivmedizinische Betreuung symptomatischer Patienten.

In Österreich gab es aufgrund flächendeckender Auslegung von Impfködern für Füchse seit Jahren keine Tollwuterkrankungen beim Menschen. Zuletzt verstarb im Jahr 2004 ein junger Mann, der in Marokko von einem infizierten Hund gebissen wurde. Nach mehreren Todesfällen durch Fledermaustollwut in Europa wird Vorsicht im Umgang mit Fledermäusen empfohlen.

(Quelle: https://www.ages.at/mensch/krankheit/krankheitserreger-von-a-bis-z/tollwut)

15 RNA-Viren ohne Hülle

Tabelle 10: RNA-Viren ohne Hülle

Familie (-viridae)	Gattung (-virus)	Art (-virus)
Calciviridae	–	Norovirus
Picornaviridae	Enteroviren	Coxsackie-A-Virus Coxsackie-B-Virus ECHO-Virus Enterovirus Poliovirus Rhinovirus
–	Hepatovirus	Hepatitis-A-Virus (HAV)
Reoviridae	–	Rotavirus

15.1 Norovirus

Noroviren kommen weltweit vor und sind gemeinsam mit den Rotaviren wohl die häufigsten viralen Erreger von Magen-Darm-Erkrankungen. In unseren Breiten besteht ein Erkrankungsgipfel in der kalten Jahreszeit, und es sind besonders häufig kleine Kinder und alte Menschen betroffen. Norovirusinfektionen kommen insbesondere in Einrichtungen vor, in denen Kinder oder alte Menschen auf engem Raum zusammenkommen (z. B. Kindergärten, Kinderstationen im Krankenhaus, Internate, Altersheime).

Übertragung: Die Erregerübertragung erfolgt überwiegend von Mensch zu Mensch auf oralem und fäkal-oralem Weg, hauptsächlich durch Erbrochenes, virushaltigen Stuhl oder durch kontaminierte Nahrungsmittel. Das Virus ist sehr ansteckend, die Inkubationszeit beträgt nur wenige Stunden. Bereits genesene Menschen können das Virus noch wochenlang über den Stuhl ausscheiden und eine potenzielle Infektionsquelle bleiben.

Inkubationszeit: wenige Stunden bis einige Tage.

Krankheitsbild: Es kommt zu einem plötzlichen Krankheitsbeginn mit Kopf- und Gliederschmerzen, Übelkeit, Bauchschmerzen und zu heftigem, schwallartigem Erbrechen und/oder flüssigen Durchfällen mit der Gefahr einer Exsikkose (Austrocknung). Für kleine Kinder und alte Leute kann die Erkrankung lebensbedrohend sein, wenn nicht ausreichend Elektrolyte und Flüssigkeit zugeführt werden können. Durchfall und Erbrechen sollten nicht länger als 1–2 Tage andauern.

Nachweis: Erregernachweis im Stuhl, PCR.

Therapie: Zufuhr von Flüssigkeit und Elektrolyten.

Erkrankte sollten wegen der hohen Ansteckungsgefahr isoliert werden, auf penible Hygiene (Hände- und Flächendesinfektion, evtl. Mundschutz bei Kontaktpersonen) ist zu achten!

Es besteht Meldepflicht!

15.2 Rotavirus

Wie die Noroviren kommen auch die Rotaviren weltweit vor, sie sind die häufigste virale Ursache für Durchfallerkrankungen kleiner Kinder. Der Erkrankungsgipfel liegt bei uns am Übergang vom Spätwinter ins Frühjahr (Februar bis April). Auch diese Erkrankung betrifft überwiegend Kinder und alte Menschen. In Entwicklungsländern sind Rotaviruserkrankungen eine der Ursachen der hohen Kindersterblichkeit vor dem 5. Lebensjahr.

Seit der Zulassung einer Schluckimpfung für Säuglinge sind schwere Erkrankungen in Österreich deutlich seltener geworden.

Übertragung: Schmierinfektion, durch Stuhl kontaminiertes Trinkwasser und Lebensmittel.

Inkubationszeit: 1–3 Tage.

Krankheitsbild: Die Erkrankung zeigt einen akuten Beginn mit Bauchschmerzen, Unwohlsein und Fieber. Besonders bei kleinen Kindern kommt es zu heftigem Erbrechen und schleimig-wässrigen Durchfällen mit der Gefahr eines ausgeprägten Flüssigkeits- und Elektrolytverlustes.

Nachweis: Antigennachweis im Stuhl, PCR, Viruskultur.

Prophylaxe: attenuierter Lebendimpfstoff ab der vollendeten 6. Lebenswoche; je nach Impfstoff 2 oder 3 Teilimpfungen (siehe Impfplan Österreich unter gesundheit.gv.at).

Therapie: Zufuhr von Flüssigkeit und Elektrolyten.

Sowohl Noroviren als auch Rotaviren können heftige Durchfallerkrankungen hervorrufen, die häufig kleine Kinder und alte Menschen in Gemeinschaftseinrichtungen betreffen.

15.3 Enteroviren

Coxsackie-, ECHO- und Polioviren sind Enteroviren, die weitgehend unempfindlich gegen Verdauungsenzyme sind. Ihnen gemeinsam ist die Fähigkeit, sich im Gastrointestinaltrakt (enteral) zu vermehren und mit dem Stuhl ausgeschieden zu werden. Sie gehören zur Gruppe der Picornaviren („pico“: lat. klein), das sind neben den Parvoviren die kleinsten bekannten Viren.

Alle Enteroviren können zu grippalen Infekten und Atemwegsentzündungen führen.

15.3.1 Coxsackievirus

Wir unterscheiden zwei Gruppen von Coxsackieviren, nämlich Coxsackie A und Coxsackie B, von denen jeweils mehrere Unterarten bekannt sind. Coxsackie-A-Viren sind Verursacher einer Herpangina und der sogenannten Hand-Fuß-Mund-Krankheit, Coxsackie-B-Viren rufen die Pleurodynia epidemica oder Bornholm'sche Erkrankung hervor.

Übertragung: fäkal-oral, Schmierinfektion durch Körperflüssigkeiten wie Speichel und Nasensekret und Sekrete aus den Hautbläschen.

Inkubationszeit: durchschnittlich 1–2 Wochen.

Krankheitsbilder:

- **Sommergrippe:** Besonders in der warmen Jahreszeit treten durch Coxsackieviren A und B, aber auch durch andere Enteroviren verursachte grippale Infekte mit Fieber, Kopfschmerzen, Gliederschmerzen und Bindehautentzündung auf.
- **Herpangina:** Infektionen mit Coxsackie-A-Viren verursachen besonders im Kleinkindalter fieberhafte Entzündungen der Mund- und Rachenschleimhaut mit dem Auftreten typischer kleiner, schmerzhafter Bläschen, die sich zu Aphten mit weißem Grund, von einem roten Saum umgeben, weiterentwickeln. Sie heilen nach wenigen Tagen ohne Therapie ab.
- **Hand-Fuß-Mund-Krankheit:** Inkubationszeit 3–10 Tage. Bei dieser ebenfalls durch Coxsackie-A-Viren hervorgerufenen Erkrankung treten neben den Bläschen und Aphten auf der Mundschleimhaut ähnliche Erscheinungen an Handflächen und Fußsohlen auf. Die Bläschen können aber auch andere Hautareale, besonders den Genital- und Gesäßbereich, betreffen. Meist heilen die Effloreszenzen ohne Therapie nach 1–2 Wochen ab.

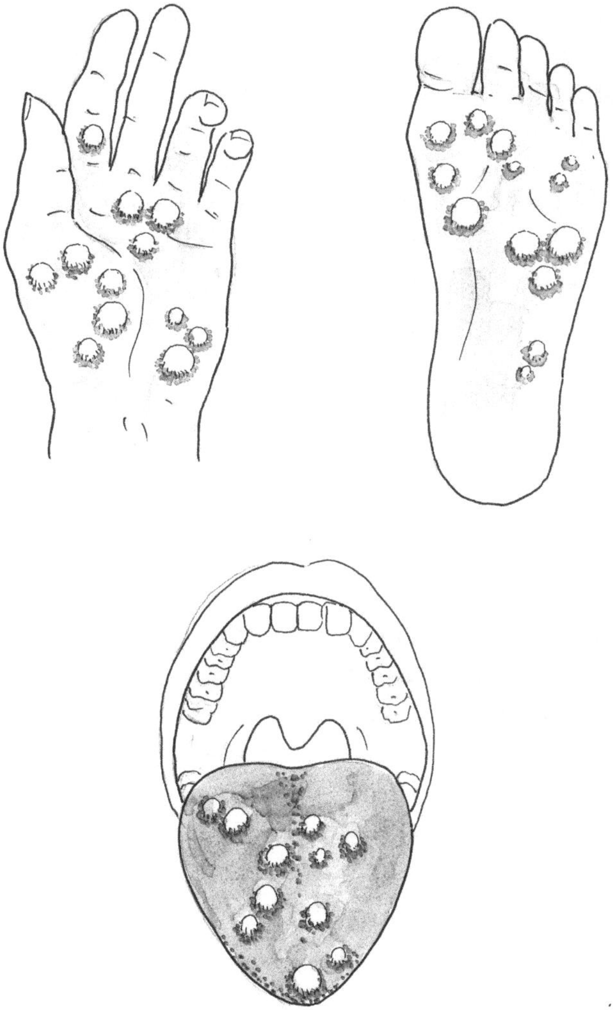

Abbildung 45: Lokalisation der Bläschen bei Hand-Fuß-Mund-Krankheit

- **Bornholm'sche Krankheit (Pleurodynia epidemica):** Für diese Krankheit sind Coxsackie-B-Viren verantwortlich. Den Namen erhielt diese Erkrankung von der dänischen Insel Bornholm, nachdem in den frühen 1940er-Jahren eine Coxsackieepidemie auf der Insel wütete. Die Krankheit beginnt wieder mit Symptomen ähnlich einer Grippe, zusätzlich treten jedoch Durchfall und Schmerzen im Brust- und Bauchbereich auf, besonders die Zwischenrippen- und Bauchmuskulatur sind betroffen. Die Krankheit heilt nach 1–2 Wochen ab.

Komplikationen: Gefürchtete Entzündungen des Herzmuskels (Myokarditis) und des Herzbeutels (Perikarditis) können besonders bei Infektionen mit dem Coxsackie-B-Virus auftreten. Säuglinge, die sich während der Geburt mit dem Coxsackie-A-Virus anstecken, zeigen in seltenen Fällen Entzündungen von Herz und Leber, die auch tödlich enden können.

Erregernachweis: PCR.

Therapie: symptomatisch.

15.3.2 ECHO-Viren

Auch diese zu den Enteroviren zählenden Krankheitserreger rufen ähnlich den Coxsackieviren grippeähnliche Symptome mit Bronchitis hervor. Sie können sich im Organismus schnell ausbreiten und zu Herzmuskelentzündungen, Pneumonien, Leberentzündungen, aber auch zu Gehirn- und Gehirnhautentzündungen führen. Bei größeren Kindern und Erwachsenen sind die Verläufe meist milder einzustufen, schwere, auch tödliche Verläufe kommen wiederum bei Säuglingen und Kleinkindern vor.

15.3.3 Poliovirus

Polioviren kommen weltweit vor und sind sehr unweltresistente Erreger. Sie können als Enteroviren unbeschadet im Magen-Darm-Trakt überdauern und ausgeschieden werden. Es werden drei Serotypen (Typ 1, 2, 3) unterschieden, die alle drei nur beim Menschen vorkommen. Die WHO hat sich durch weltweite Impfprogramme vorgenommen, das Virus bis zum Jahr 2000 zum Verschwinden zu bringen; für einige Regionen ist das tatsächlich gelungen. Seit 2002 gilt Europa als poliofrei. Eingeschleppte Fälle aus anderen Regionen der Erde, vorwiegend Indien, können nicht ausgeschlossen werden (WHO, 2011).

Übertragung: Die Übertragung erfolgt fäkal-oral, für eine kurze Zeit nach der Infektion kann das Virus auch oral durch Tröpfcheninfektion übertragen werden. Auch mit Lebendimpfstoff Geimpfte scheiden das Virus über den Stuhl aus.

Inkubationszeit: wenige Tage bis 4 Wochen, je nach Verlaufsform.

Krankheitsbilder: Der Großteil der Infektionen, nämlich über 95 %, verläuft **ohne Symptome**. 4–8 % entwickeln eine **abortive** (leicht verlaufende) **Poliomyelitis**, jedoch ohne (!) Beteiligung des zentralen Nervensystems. Es kommt lediglich zum Auftreten von Fieber, Kopf- und Muskelschmerzen ähnlich einem grippalen Infekt, Übelkeit und Bauchschmerzen. Die Erkrankung heilt nach wenigen Tagen ohne Spätfolgen aus oder kann in eine der nachfolgenden schwereren Formen übergehen:

- **Nichtparalytische Poliomyelitis:** In diesem Stadium kommt es zwar zu einer Mitbeteiligung des zentralen Nervensystems, jedoch ohne Lähmungserscheinungen. Wenige Tage nach Auftreten der oben beschriebenen Erstsymptomatik treten typische Krankheitszeichen einer Meningitis mit hohem Fieber, Nackensteifigkeit und Muskelkrämpfen auf. Der Großteil der Erkrankten wird wieder vollständig gesund, einige entwickeln aber in der Folge das Krankheitsbild einer paralytischen Poliomyelitis.
- **Klassische Kinderlähmung oder paralytische Poliomyelitis:** Bei 0,1–0,5 % aller Erkrankten kommt es nach Abklingen der oben genannten Symptome neuerlich zu Fieber und zu schlaffen Muskellähmungen (Paralysen) in den Beinen, Armen, im Brust- und Bauchbereich und an den Augen, die zu schweren Behinderungen führen können. Lebensbedrohlich kann eine Lähmung der Atemmuskulatur werden. Bei etwa einem Viertel der Patienten bleiben schwere Schäden, bei einem weiteren Viertel leichtere Lähmungen zurück.

Komplikationen: Bei einigen Patientinnen wird Jahrzehnte nach Durchmachen einer Poliomyelitis eine Verschlechterung der Lähmungen mit fortschreitender Muskelschwäche diagnostiziert. Man spricht von einem Postpolio-Syndrom.

Prophylaxe: Spritzimpfung mit inaktivierten Polioviren.
Die früher durchgeführte Schluckimpfung mit Lebendviren wird heute wegen der Gefahr einer Impfpoliomyelitis nicht mehr durchgeführt. Das Impfvirus wurde mit dem Stuhl des Geimpften ausgeschieden und konnte für Nichtimmunisierte (oder Immunsupprimierte) zu einer Infektionsquelle werden.

Nachweis: direkter Virusnachweis aus Stuhl, Blut und Liquor, PCR.

Therapie: symptomatisch, intensivmedizinische Maßnahmen bei Atemlähmung; in der Folge eventuell Gehhilfen notwendig.

> Die Polio-Durchimpfungsrate von Kindern ist in Österreich hoch, die Auffrischungsrate bei Erwachsenen jedoch gering.

15.3.4 Rhinoviren

Die große Gruppe der Rhinoviren (über hundert Typen) sind die Erreger des banalen Schnupfens, sie kommen im Gegensatz zu anderen Schnupfenerregern nicht nur in der kalten Jahreszeit vor. Gemeinsam mit vielen anderen Erregern können Rhinoviren auch die Ursache anderer akuter Atemwegserkrankungen sein. Besonders durch bakterielle Superinfektionen entstehen auf dem Boden solcher viralen Erkältungskrankheiten häufig Mittelohrentzündungen und Nasennebenhöhlenentzündungen.

Händewaschen zum Verhindern einer Übertragung des Virus und symptomatische Therapie bei Erkrankung sind angezeigt. Nur bei bakterieller Superinfektion ist die Verabreichung von Antibiotika sinnvoll.

15.4 Hepatitis-A-Virus

Das Hepatitis-A-Virus ist ein ausgesprochen resistentes Virus gegen hohe und tiefe Temperaturen, gegen Trockenheit, gegen Seife und Desinfektionsmittel. Es kommt weltweit vor und wird nur vom Menschen übertragen. Es besteht ein deutliches Nord-Süd-Gefälle mit hoher Durchseuchung bereits im Kindesalter in den warmen Ländern. Nach einer durchgemachten Infektion bleibt eine lebenslange Immunität bestehen.

Übertragung: Das Virus wird mit dem Stuhl ausgeschieden und demnach durch Schmierinfektion, kontaminiertes Wasser und Lebensmittel wie Muscheln, Obst und rohes Gemüse, aber auch verschmutzte Gegenstände übertragen. Eine Ansteckung durch Blut und sexuelle Kontakte ist möglich, aber selten.

Inkubationszeit: etwa 2–5 Wochen.

Krankheitsbild: Die Hepatitis A verläuft besonders bei Kindern häufig symptomlos.

Bei einem symptomatischen Verlauf treten zu Beginn allgemeines Unwohlsein mit Übelkeit und Völlegefühl auf. In der Folge kann es zum Auftreten eines Ikterus (Gelbfärbung der Haut) mit Hautjucken und zu einer Leber- und Milzvergrößerung kommen. Die Erkrankung heilt so gut wie immer ohne Folgen aus. Bei etwa 0,1 % kann es besonders bei vorgeschädigter Leber zu einem fulminanten Verlauf mit tödlichem Ausgang kommen.

Diagnose: Anstieg typischer Leberwerte (Transaminasen, Bilirubin) im Blut; serologischer Antikörpernachweis, PCR.

Prophylaxe: Impfung.

Therapie: symptomatisch, Bettruhe. Vermeidung von leberschädigenden Medikamenten, Alkohol und fettreicher Nahrung.

Hepatitisviren gehören unterschiedlichen Virusfamilien an; ihnen gemeinsam ist lediglich eine durch sie verursachte Entzündung der Leber. Die Hepatitis A zeigt im Gegensatz zur Hepatitis B und C nie einen chronischen Verlauf.

Tabelle 11: Gegenüberstellung von Hepatitis A, B und C

	Hepatitis A	Hepatitis B	Hepatitis C
Erreger	RNA-Virus ohne Hülle	DNA-Virus mit Hülle	RNA-Virus mit Hülle
Übertragungswege	fäkal-oral	sexuell parenteral vertikal/perinatal	parenteral
Verlauf	heilt immer aus	chronischer Verlauf möglich	chronischer Verlauf möglich

Exkurs: Ansteckungswahrscheinlichkeit nach Nadelstichverletzungen

Im Fall des Hepatitis-B-Virus besteht die Möglichkeit einer Schutzimpfung. Erfolgreich durchgeführt, führt sie zu einer anhaltenden Immunität. Bei Beschäftigten im Gesundheitsdienst wird die Schutzimpfung seit über zwanzig Jahren erfolgreich praktiziert, seit einigen Jahren ist diese Impfung auch eine Regelimpfung für Kinder und Jugendliche.

Das Übertragungsrisiko nach einer einzelnen Nadelstichverletzung wird durch die (im Moment der Verletzung aktuelle) **Immunabwehrfähigkeit** der Verletzten (Basisimmunität) und die **Ansteckungsfähigkeit** (Infektiosität) der Infektionserreger determiniert.

Die Basisimmunität hängt von vielen Faktoren ab (Lebensstil, körperliche Verfassung, Müdigkeit usw.) und lässt sich leider nicht durch die Messung eines oder mehrerer Parameter genau objektivieren. Aus Daten, die nach Nadelstichverletzungen gesammelt wurden, die sich mit gesichert infektiösem Blut und bei nicht immunen Verletzten ereigneten, konnten allerdings die folgenden durchschnittlichen Übertragungsrisiken errechnet werden:

- HBV: Risiko ~ 30–40 % (am häufigsten genannt: 30 %)
- HCV: Risiko ~ 5 % (am häufigsten genannt: 3 %)
- HIV: Risiko voraussichtlich kleiner 0,01 % (am häufigsten genannt: 0,3 %)

16 Prionen

Aus den vorigen Kapiteln haben wir die Erkenntnis gewonnen, dass kleinste Lebewesen wie Bakterien, aber auch so unvollständige „Nukleinsäuregebilde" wie Viren zahlreiche Erkrankungen hervorrufen können. Nun gibt es auch eine Gruppe von Krankheitserregern, die nicht einmal aus DNA oder RNA bestehen, sondern einfach nur veränderte, pathologisch gefaltete Proteine, also Eiweiße, sind, die zu unheilbaren Erkrankungen bei Mensch und Tier führen können – die Prionen.

Prionen führen zu ähnlichen Erkrankungen beim Schaf (Skrapie), beim Rind (BSE) und beim Menschen. Sie können spontan im Körper entstehen, sind aber auch unter Umständen von Mensch zu Mensch und auch von Tier zu Mensch übertragbar.

Eine besondere Eigenschaft der Prionen ist die unangenehme Tatsache, dass ihre Inkubationszeit Jahrzehnte (wir sprechen hier von einem Zeitrahmen von mehr als 50 (!) Jahren) beträgt, da sie im Organismus nicht abgebaut werden und sich so in Organen anhäufen.

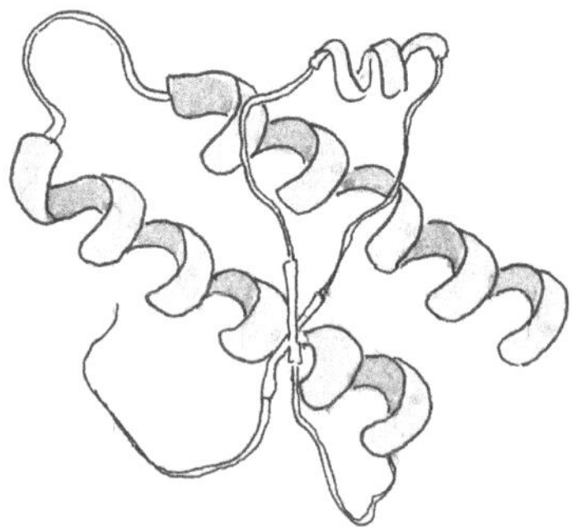

Abbildung 46: Prionen

Übertragung: Pathologische Prionen können durch den Genuss von Fleisch und Hirn infizierter Tiere und durch den Genuss von Menschenfleisch (Kannibalismus) übertragen werden. Die Übertragung durch kontaminierte medizinische Instrumente und Blutprodukte ist ebenfalls möglich.

Krankheitsbilder:

- **Creutzfeldt-Jakob-Krankheit:** Diese Variante der Prionenerkrankung kommt beim Menschen vor. Sie kann entweder durch eine spontane Änderung von normalerweise im Gehirn vorkommenden Prioneneiweißen sporadisch auftreten – oder die Entstehung krankmachender Prionen ist genetisch fixiert und dadurch vererbbar. Diese Form der familiären Variante der Creutzfeldt-Jakob-Krankheit betrifft häufig mehrere Familienmitglieder. Die dritte Möglichkeit, an dieser Krankheit zu erkranken, ist die Übertragung der Prionen durch Fleisch, das von an Rinderwahn oder BSE erkrankten Tieren stammt. Vielen werden noch die Bilder des BSE-Ausbruches in Großbritannien in den 1990er-Jahren in Erinnerung sein.
- **Kuru:** Kuru wurde bei Menschen in Papua-Neuguinea im Rahmen von rituellem Kannibalismus und dem Verzehr verstorbener Angehöriger beobachtet. Nachdem der Kannibalismus Mitte der 1950er-Jahre auf Papua-Neuguinea verboten wurde und heute noch nach wie vor Neuerkrankungen auftreten, kann auf die lange Inkubationszeit von bislang mehr als 50 Jahren geschlossen werden (Collinge, o. J., S. 2.068).

  Bei beiden Krankheiten kommt es zu einem Befall des zentralen Nervensystems mit zunächst gestörter Gedächtnisfunktion, dem Auftreten von Depressionen und Halluzinationen, Bewegungsstörungen, Schmerzen im gesamten Körper und einer rasch fortschreitenden Demenz. Der Tod tritt häufig durch Atemlähmung ein, der Ausgang der Erkrankung ist immer tödlich.
- **Familiäre letale Insomnie** (Schlaflosigkeit): Auch diese Erkrankung ist eine vererbbare Prionenerkrankung, bei der es zu einer schwerwiegenden Störung des Schlafverhaltens kommt. Im fortgeschrittenen

Stadium treten massive geistige und psychische Veränderungen auf; die Krankheit führt immer zum Tod.

In letzter Zeit mehren sich die Hinweise, dass auch der **Morbus Alzheimer**, der ebenso mit einem oft rasanten Verlust der geistigen Gesundheit einhergeht, durch veränderte Eiweiße im Gehirn ausgelöst wird.

Nachweis: Die sichere Diagnose einer Creutzfeld-Jakob-Erkrankung kann erst nach dem Tod der Patientin aus Hirngewebe gestellt werden.

Therapie: Bei allen oben genannten Krankheiten ist zurzeit keine kausale Therapie möglich.

Prionen sind pathologisch gefaltete Eiweißmoleküle. Sie verursachen beim Rind BSE, die **B**ovine **S**pongiforme **E**nzephalopathie (Rinderwahn), beim Schaf Scrapie und beim Menschen die Creutzfeldt-Jakob-Krankheit.

17 Pilze

Pilze sind in der Natur allgegenwärtig und haben für den Menschen als Auslöser verschiedenster Mykosen (Pilzerkrankungen), als Produzenten von Pilzgiften, als Auslöser allergischer Reaktionen, aber auch als Produzenten von Penicillin Bedeutung.

17.1 Hautpilze (Dermatophyten)

Hautpilze produzieren Enzyme, die die Hornschicht der Haut und ihrer Anhangsgebilde, wie Nägel und Haare, auflösen können. Die Abbauprodukte des Keratins dienen ihnen als Nährsubstrat, sie wachsen unter aeroben Bedingungen.

Übertragung: Dermatophyten sind Fadenpilze und werden je nach Gattung von Mensch zu Mensch, von Tier zu Mensch, aber auch durch Erde auf den Menschen übertragen.

Krankheitsbilder:
Hautpilze können neben den oberflächlichen Hautschichten auch deren Anhangsgebilde, Haare und Nägel, befallen. Sie bevorzugen warme und feuchte Verhältnisse (Hauben, Gummischuhe). Dermatophyten lösen Infektionen an unterschiedlichen Körperstellen aus, welche als **Tinea (Flechte)** bezeichnet werden. Einige Körperregionen werden nur oberflächlich von diesen Pilzen befallen, man spricht von einer Tinea superficialis (oberflächliche Flechte), an anderen Stellen, wie der behaarten Haut (Bart, Kopf), gelangen die Pilze entlang der Haarschäfte in die Tiefe, es entsteht eine tiefe Flechte, eine Tinea profunda.

- **Ringelflechte (Tinea corporis):** Beim Befall der Haut durch diesen Pilz kommt es zu runden, rötlich-schuppenden Hauterscheinungen mit leichten Entzündungszeichen.
- **Kopfflechte (Tinea capitis):** Bei dieser Form des Pilzbefalls sind vor allem die in der Tiefe gelegenen Haarfollikel der behaarten Kopfhaut betroffen. Es kann im Verlauf der Erkrankung zum teilweisen (kreisrunden) Ausfall der Haare kommen.
- **Fußpilz (Tinea pedis interdigitalis):** Betroffen sind bei dieser Erkrankungsform die Zwischenräume der Zehen mit teilweise schmerzhaftem Einreißen der befallenen Haut. Die betroffenen wunden Stellen können Eintrittspforte für Streptokokken werden, weshalb Fußpilze das Auftreten von Rotlauf (Erysipel) begünstigen.
- **Nagelpilz (Tinea unguium):** Diese häufig auftretende Form führt zu einer unschönen Verdickung und Aufsplitterung der Nägel, besonders an den Zehen.

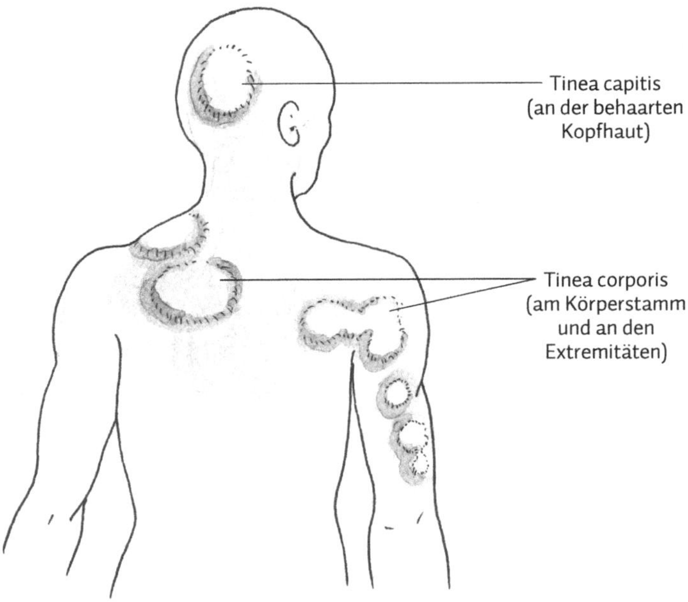

Abbildung 47: Unterschiedliche Lokalisationen einer Tinea

Nachweis: Mikroskop, Kultur.

Prohylaxe: Desinfektion der Füße in öffentlichen Bädern und Saunen, Tragen von Badeschlapfen.

Therapie: lokale Anwendung von Antimykotika (Antipilzmitteln). Manchmal ist auch die systemische orale Verabreichung von Antimykotika indiziert.

17.2 Sprosspilze, Hefepilze

Sprosspilze oder Hefepilze können apathogen sein und dem Menschen als Backtriebmittel, wie die aus obergärigem Bier gewonnene Bierhefe, dienlich sein; ihr werden bei Verzehr sogar gesundheitsfördernde Eigenschaften für Haut und Haar nachgesagt. Andere Arten, wie die häufig auftretenden Candidapilze, haben fakultativ pathogene Eigenschaften. Von den zahlreichen Arten werden Candida albicans und Cryptococcus im Folgenden eingehender besprochen.

17.2.1 Candida albicans

Dieser Pilz kommt bei etwa 50 % der Menschen als Bestandteil der Normalflora auf Schleimhäuten vor und spielt bei Immunkompetenten keine krankmachende Rolle. Kommt es allerdings zu einer Störung des physiologischen Schleimhautmilieus oder zu einer Schwächung des körpereigenen Abwehrsystems, können lokale, aber auch systemische (den gesamten Körper betreffende) Pilzinfektionen durch Candida auftreten. Ein geschwächtes Immunsystem tritt etwa nach Antibiotikatherapie oder Cortisoneinnahme, nach Chemotherapie bösartiger Erkrankungen oder beim Ausbruch von AIDS auf. Auch Säuglinge und Kleinkinder sind häufig von Candidainfektionen betroffen.

Übertragung: Befall mit Candida albicans erfolgt durch endogene Infektion bei herabgesetzter Resistenz oder Störung der Normalflora durch Antibiotikagaben.

Krankheitsbilder:

- Soor: Unter Soor versteht man den lokalen Pilzbefall mit weißlichen Belägen auf geröteter Haut oder Schleimhäuten. Diese Form tritt besonders im Mund, in der Speiseröhre, im Genitalbereich, aber auch im Bereich von Hautfalten, besonders bei fettleibigen Personen, auf. Soor ist häufig eines der ersten Symptome bei AIDS.

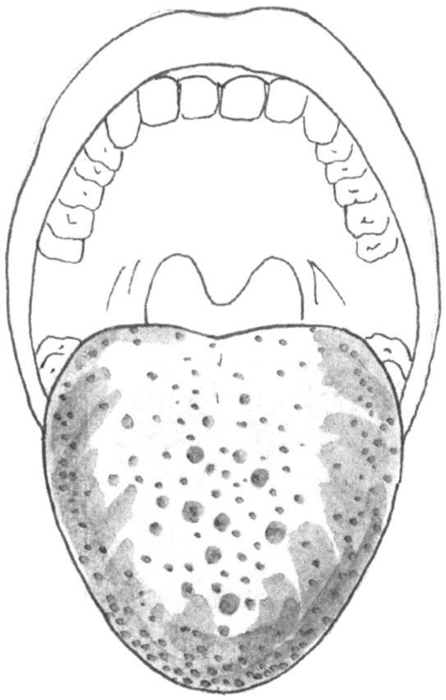

Abbildung 48: Soor der Zunge

- Systemische Candidiasis (Candidasepsis): Bei dieser schweren Erkrankung handelt es sich um eine systemische Pilzerkrankung mit Eindringen in den Blutkreislauf und Streuung in zahlreiche Organe wie Lunge, Nieren, Augen oder Herz.

Nachweis: Mikroskopie, Gramfärbung, Kultur, Serologie, PCR.

Therapie: Antimykotika lokal in Salbenform oder als Zäpfchen (Vaginalzäpfchen). Oral als Prophylaxe nach Organtransplantationen oder Stammzelltherapie.

Candidainfektionen betreffen vor allem Menschen mit herabgesetzter Immunität; der Pilz bildet weißliche, fest haftende Beläge auf der Haut und vor allem an Schleimhäuten. Bei sehr schlechter Resistenzlage kann es zur lebensbedrohlichen Candidasepsis kommen.

17.2.2 Cryptococcus neoformans

Dieser Hefepilz lässt sich vor allem in Vogelkot und in der Erde nachweisen.

Übertragung: Inhalation von sporenhaltigem Staub.

Krankheitsbild Kryptokokkose: Cryptococcus spielte vor der Verbreitung von AIDS kaum eine Rolle, da die Erkrankung nur bei immungeschwächten Patienten auftritt. Durch die Inhalation der Pilzsporen entwickeln sich atypische Pneumonien mit zum Teil tumorartigen Herden in der Lunge. Nach Eindringen des Erregers in den Blutkreislauf wird in erster Linie das Gehirn im Sinne einer Meningoenzephalitis befallen, welche häufig mit dem Tod endet.

Nachweis: Kultur, Mikroskopie, serologisch.

Therapie: Antimykotika.

17.3 Schimmelpilze

Schimmelpilze findet man überall in der Umwelt, Sporen werden überwiegend über totes Pflanzenmaterial wie Laub, Heu, Kompost, aber auch Pflanzenerde in die Luft abgegeben. Immunkompetente erkranken an den ständig eingeatmeten Sporen nicht oder sie entwickeln eine allergische Reaktion, der Pilz ist jedoch ähnlich den Sprosspilzen besonders gefährlich für Menschen mit gestörter Immunabwehr oder bei Vorerkrankungen der Lunge.

17.3.1 Aspergillus fumigatus

Der an und für sich harmlose Pilz wird über die Atemluft eingeatmet und durchdringt beim Gesunden die äußere Schutzbarriere der Epithelien der Atemwege nicht. Für Menschen mit Abwehrschwäche kann der Pilz zum ernsten Problem werden und lebensbedrohliche Krankheitsbilder hervorrufen. Daneben sind Schimmelpilze bei Immunkompetenten häufig Auslöser allergischer Reaktionen.

Übertragung: aerogene Übertragung von Pilzsporen.

Krankheitsbilder:

- **Allergische bronchopulmonale Aspergillose:** Menschen mit intaktem Immunsystem entwickeln bei chronischer Belastung mit Pilzsporen nicht selten ein allergisches Asthma bronchiale.
- **Aspergillom:** Bei vorgeschädigter Lunge können sich die Sporen in der Lunge festsetzen und tumorartig wachsen.
- **Aspergillus-Pneumonie:** Bei Immunschwäche besteht die Gefahr einer Pilzpneumonie mit schlechter Prognose.
- **Invasive Aspergillose:** Durch hämatogene Streuung kann der Pilz über den Blutweg in zahlreiche Organe wie Gehirn, Niere, Leber und Herz verschleppt werden und dort Entzündungen hervorrufen. Dieses schwere Krankheitsbild führt häufig zum Tod.

Nachweis: mikroskopischer Pilznachweis, Kultur, Serologie.

Therapie: Antimykotika, chirurgische Entfernung von Aspergillomen.

Schimmelpilze kommen in der Erde, in abgestorbenen organischen Substanzen, aber häufig auch auf Lebensmitteln vor. Da einige Arten Toxine bilden, sollten befallene Lebensmittel nicht konsumiert werden. Davon ausgenommen sind Lebensmittel, die mit ungiftigem Edelschimmel der Gattung Penicillium veredelt wurden, wie Schimmelkäse oder Salami.

17.3.2 Aspergillus flavus

Bei Aspergillus flavus handelt es sich um jenen Schimmelpilz, der sich gerne ungehemmt auf Lebensmitteln ausbreitet. Er bildet das Pilzgift (Mykotoxin) **Aflatoxin B**, welches sich in der Leber anreichert und zu Leberzellschädigungen im Sinne einer Karzinomentstehung führen kann.

Übertragung: Der Pilz kann über befallene Lebensmittel in den Verdauungstrakt, aber auch über die Atemwege in die Lunge gelangen.

Krankheitsbilder:

- **Mykotoxikose:** Nach oraler Aufnahme gelangen die Gifte in die Leber und erhöhen das Risiko der Entstehung eines Leberzellkarzinoms.
- **Allergische Reaktionen:** Nach Einatmen entwickelt sich nicht selten eine allergische Bronchitis oder ein allergisches Asthma.
- **Lokale Infektionen:** Der Pilz selbst kann auch Hautinfektionen oder Infektionen des äußeren Gehörganges verursachen.

Prophylaxe: Kein Verzehr schimmliger Lebensmittel!

Therapie: antimykotische Therapie; im Falle eines Leberzellkarzinoms entsprechende Tumortherapie.

17.3.3 Exkurs: Pneumocystis carinii (jiroveci)

Pneumocystis carinii ist ein Pilz, der als Kommensale auf der Schleimhaut der Atemwege vorkommt und bei Immunkompetenten keinen Krankheitswert hat. Bei Menschen mit herabgesetzter Abwehr, insbesondere bei AIDS, kann der Erreger schwere atypische Lungenentzündungen hervorrufen, die nicht selten mit dem Tod enden.

Die Diagnose kann mikroskopisch oder durch den Nachweis von Antikörpern gestellt werden.

Eine frühzeitige intensive Therapie mit Antimykotika ist angezeigt.

18 Parasiten

Parasiten sind Lebewesen, die in einem Wirtsorganismus leben und diesen schädigen.

Man spricht auch von Schmarotzern oder „Mitessern". Zahlreiche einzellige Parasiten befallen bestimmte Körperzellen und verursachen Erkrankungen wie Malaria oder Amöbenruhr. Sie können aber auch vielzellige, bis zu mehrere Meter lange Lebewesen sein, die im Darm, aber auch in anderen Organen des Menschen, mit teilweise gefährlichen Folgen für die Gesundheit, leben.

18.1 Einzellige Parasiten

Die einzelligen Parasiten gehören der Gruppe der **Protozoen** oder **Urtierchen** an. Sie besitzen im Gegensatz zu den Bakterien (Prokaryonten) einen echten Zellkern und sind demnach Eukaryonten.

18.1.1 Giardia duodenalis (Lamblia duodenalis)

Bei diesem Erreger handelt es sich um einen Einzeller, der in zwei Formen vorkommt: als infektiöse Zyste (Ruheform) und als begeißelter, herzförmiger Trophozoit (vegetative Form). Lamblien kommen überall auf der Welt vor, vor allem jedoch in warmen Gegenden.

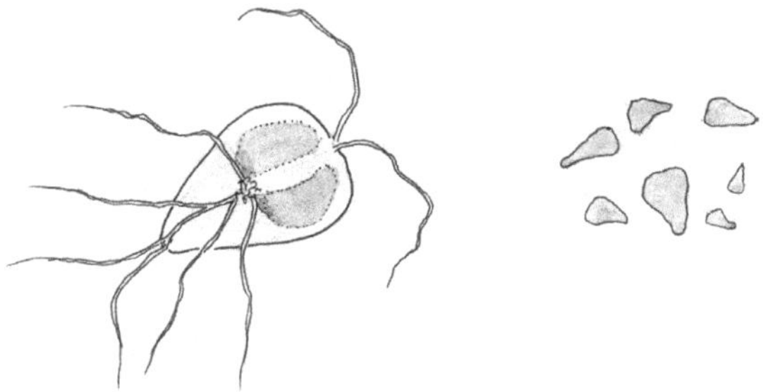

Abbildung 49: Giardia duodenalis

Übertragung: fäkal-oral; der Erreger lebt im Darm des Menschen und von Haustieren und wird in Form der Zyste über mit Fäkalien kontaminiertes Trinkwasser und Lebensmittel übertragen.

Krankheitsbild Lambliasis (Giardiasis): Der Erreger befällt die Schleimhaut des Dünndarms, besonders des Duodenums (Zwölffingerdarm). Neben leichten Krankheitsverläufen kommen schwere chronische Durchfallerkrankungen mit schaumigen, wässrigen Stühlen vor, die zu einer mangelhaften Aufnahme von Nährstoffen und dadurch zu teilweise massivem Gewichtsverlust führen können. Bei Menschen mit intaktem Immunsystem bessern sich die Durchfälle nach 2–3 Wochen spontan. Chronische Verläufe und schwere Erkrankungen sind besonders bei Kindern und alten Menschen möglich.

Nachweis: Erregernachweis aus dem Stuhl.

Therapie: Chemotherapeutika. Ausreichend Flüssigkeits- und Elektrolytersatz.

18.1.2 Trichomonaden

Trichomonaden sind begeißelte einzellige Parasiten, die auf der Schleimhaut des Menschen leben. Trichomonas tenax ist Bestandteil der physiologischen Mundschleimhaut, Trichomonas hominis lebt im menschlichen Darm; nur Trichomonas vaginalis verursacht Krankheitssymptome.

Trichomonas vaginalis

Übertragung: Der Erreger wird über Geschlechtsverkehr übertragen, die Infektionsrate ist weltweit hoch. Selten können Übertragungen während der Geburt oder in Schwimmbädern stattfinden. Der Mensch ist das einzige Reservoir.

Krankheitsbild Trichomoniasis: Die Erkrankung zählt zu den STDs, also zu den sexuell übertragbaren Erkrankungen, sie verläuft im Vergleich zu anderen Geschlechtskrankheiten relativ harmlos. Bei der Frau kommt es vor allem knapp vor der Menstruation zu starkem genitalen Juckreiz und einem übelriechenden gelblich-grünlichen Fluor (Ausfluss). Bei einer aufsteigenden Infektion können die Eileiter und die Harnorgane mitbetroffen sein. Bei Männern sind Infektionen und dadurch Symptome wesentlich seltener als bei Frauen, sie äußern sich in einer Entzündung der Harnröhre und unter Umständen der inneren Geschlechtsorgane.

Etwa 50 % der Trichomonasträger zeigen keine Symptome, Männer sind häufiger symptomlos als Frauen.

Nachweis: Mikroskopischer Nachweis der beweglichen Erreger, Kultur, PCR.

Therapie: Chemotherapeutika; es müssen beide Geschlechtspartner behandelt werden, um Neuinfektionen zu unterbinden.

18.1.3 Entamoeba histolytica

Entamoeba histolytica gehört zu den sogenannten Wurzelfüßern und ist ein Darmparasit. Auch bei diesem Erreger werden vegetative Formen (Minuta- und Magnaform) von der infektiösen Ruheform, der Zyste, unterschieden. Der Erreger kommt weltweit, vor allem aber in tropischen und subtropischen Klimazonen, und ausschließlich beim Menschen vor.

Übertragung: Fäkal-oral durch mit Zysten kontaminiertes Trinkwasser und Lebensmittel. Die Zysten werden auch von gesunden Dauerausscheidern ausgeschieden und können in feuchter Umgebung lange überleben.

Im Darm entwickeln sich aus den Zysten vegetative Trophozoiten. Man unterscheidet eine Magnaform, welche mit Pathogenitätsfaktoren ausgestattet in die Darmwand eindringen kann, von einer Minutaform ohne Pathogenitätsfaktoren, die sich jedoch in die Magnaform umwandeln kann.

Inkubationszeit: Tage bis Monate.

Krankheitsbilder:

- **Intestinale Amöbiasis (Amöbenruhr):** Der Erreger, und zwar der Trophozoit, befällt die Schleimhaut des Dickdarms, es kommt zu Nekrosen der Darmwand mit breiig-schleimigen Durchfällen. Bei fortschreitender Erkrankung erscheint der Stuhl durch Blutbeimengung rötlich-glasig, himbeergeleeartig. Die Erkrankung verläuft häufig chronisch; es besteht im weiteren Verlauf die Gefahr von Darmperforationen (Darmdurchbruch) .
- **Extraintestinale Amöbiasis:** Der Erreger kann die Darmschleimhaut durchbrechen und in das Blut gelangen. Über den Blutweg gelangt er dann in verschiedene Organe, am häufigsten in die Leber. Es entsteht ein schweres Krankheitsbild mit Leberabszessen, Lebervergrößerung (Hepatomegalie), hohem Fieber und Gewichtsverlust. Prinzipiell können aber in allen Organen Abszesse entstehen.

Nachweis: Erregernachweis aus dem Stuhl durch PCR; Die mikroskopische Unterscheidung von anderen nicht-pathogenen Amöben ist nicht möglich.

Prophylaxe: In Verbreitungsgebieten ist äußerste Vorsicht beim Genuss von Leitungswasser, rohem Obst und Gemüse, Eiswürfeln und Speiseeis geboten. Trinkwasser abkochen oder filtern!

Therapie: bei Durchfällen Flüssigkeits- und Elektrolytersatz.

Chemotherapeutika.

Zur Vermeidung von Darminfektionen, die über kontaminiertes Wasser und rohe Lebensmittel übertragen werden, gilt der Grundsatz: „cook it, peel it or leave it" – koche es, schäle es oder lass es bleiben!

18.1.4 Toxoplasma gondii

Toxoplasma gondii ist ein Erreger, der in unterschiedlichen Entwicklungsstadien vorkommt und einen Wirtswechsel vornimmt. Da der Erreger vom Tier auf den Menschen übertragen wird, handelt es sich um eine Zoonose. Katzen stellen die Endwirte dar; in ihrem Darm reifen die Oozysten heran, die mit dem Katzenkot ausgeschieden werden. Haustiere wie Schweine, Rinder, Schafe, Ziegen, Geflügel und kleine Nagetiere sind Zwischenwirte, die Erreger befinden sich als Sporozysten in der Muskulatur und in anderen Organen (besonders im Gehirn des Zwischenwirtes, er scheidet den Erreger nicht aus). Auch der Mensch ist ein Zwischenwirt. Die Katze wiederum infiziert sich, indem sie befallene Mäuse verzehrt. Interessant erscheint die Behauptung, dass infizierte Mäuse die Angst vor Katzen verlieren, was der Verbreitung des Virus dienlich ist.

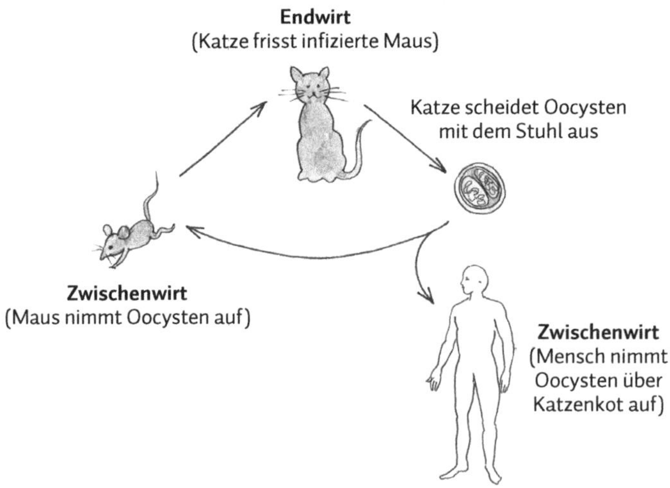

Abbildung 50: Lebenszyklus der Toxoplasmen

Übertragung: Der Mensch nimmt den Erreger entweder über den Katzenkot, durch mit Katzenkot verschmutzte Erde oder durch den Verzehr rohen oder ungenügend gegarten Fleisches („Beef Tartar") auf. Der Erreger überlebt unter günstigen Bedingungen jahrelang in der Umwelt. Die Durchseuchung korreliert bei uns mit dem Lebensalter, das bedeutet, dass etwa 50 % der 50-Jährigen latent infiziert sind. Bei einer Erstinfektion in der Schwangerschaft besteht die Gefahr einer vertikalen Übertragung auf das ungeborene Kind.

Krankheitsbilder:

- **Toxoplasmose:** Bei immunkompetenten Infizierten verläuft die Erkrankung in der Regel ohne Symptome, manchmal kommt es zu einer vorübergehenden Schwellung der Halslymphknoten und Symptomen ähnlich einem grippalen Infekt. Selten kann es zu einem Befall der Netzhaut des Auges mit Beeinträchtigung des Sehvermögens kommen.

  Bei Verschlechterung der Immunlage (chronische Erkrankungen, Chemotherapie, AIDS) führt eine Reaktivierung der latenten Infektion mitunter zu lebensbedrohlichen Abszessen im Gehirn und in anderen Organen.

- **Pränatale Toxoplasmose:** Bei einer Erstinfektion der werdenden Mutter während der Schwangerschaft besteht die Gefahr der Schädigung des Ungeborenen. Erfolgt die Infektion knapp vor oder während der Schwangerschaft sind eine Fehlgeburt oder schwerwiegende Schädigungen wie Hydrozephalus (Wasserkopf), Netzhautentzündungen und Verkalkungen im Gehirn wahrscheinlich. Die Kinder können blind und zerebral geschädigt zur Welt kommen.

Nachweis: Antikörpernachweis.

Prophylaxe: kein Kontakt mit Katzenkot und kein Genuss von rohem Fleisch während der Schwangerschaft.

Therapie: bei Immunsupprimierten und bei pränataler Toxoplasmose Chemotherapeutika.

In Österreich gibt es seit dem Jahr 1974 ein Toxoplasmose-Screening-Programm im Rahmen der Mutter-Kind-Pass-Untersuchungen. Dadurch konnten die Toxoplasmainfektionen des Ungeborenen signifikant gesenkt werden.

(http://www.hebammen.at/wp-content/uploads/2012/10/%C3%96sterreichische-Toxoplasmose-Screening-Richtlinie.pdf)

18.1.5 Plasmodien

Von den Erregern der Malaria, den Plasmodien, werden mehrere Arten unterschieden, die verschiedene Formen der Malaria hervorrufen: So bewirken **Plasmodium falciparum die Malaria tropica, P. ovale und P. vivax die Malaria tertiana** sowie **P. malariae die Malaria quartana**. Der Erreger kommt vornehmlich in Afrika, Asien, Mittel- und Südamerika vor und ruft die häufigste Tropenerkrankung hervor. Als importierte Reisekrankheit spielt sie auch bei uns eine nicht zu unterschätzende Rolle und wird immer wieder beobachtet. Das Überleben der Anophelesmücke hängt vor allem von klimatischen Bedingungen ab, die mit den Verbreitungsgebieten korrelieren. Feucht-warme Gebiete, in denen die Temperatur etwa 20°C nicht unterschreitet, sind ideale Brutgebiete der Anophelesmücke. Daher ist zu befürchten, dass die durch den Klimawandel begünstigten wärmeren Winter ein Ausbreiten der Malaria wahrscheinlich machen.

Übertragung: Durch den Stich der weiblichen Anophelesmücke gelangen die Erreger in das Blut des Menschen; auf dem gleichen Weg nimmt die Stechmücke die Plasmodien aus dem Blut infizierter Menschen auf. Im Menschen läuft die ungeschlechtliche Parasitenvermehrung ab, in der Mücke vermehren sich die Plasmodien geschlechtlich. Eine vertikale Übertragung von der Mutter auf das Kind und die Ansteckung durch Blutprodukte ist ebenfalls möglich.

Manche genetische Defekte der Erythrozyten, wie die Sichelzellanämie oder die Thalassämie, bieten einen gewissen Schutz vor der Malaria, da diese Veränderungen die Entwicklung der Plasmodien beeinträchtigen. Nicht zuletzt deshalb haben sich diese Gendefekte in Malariagebieten durchsetzen können.

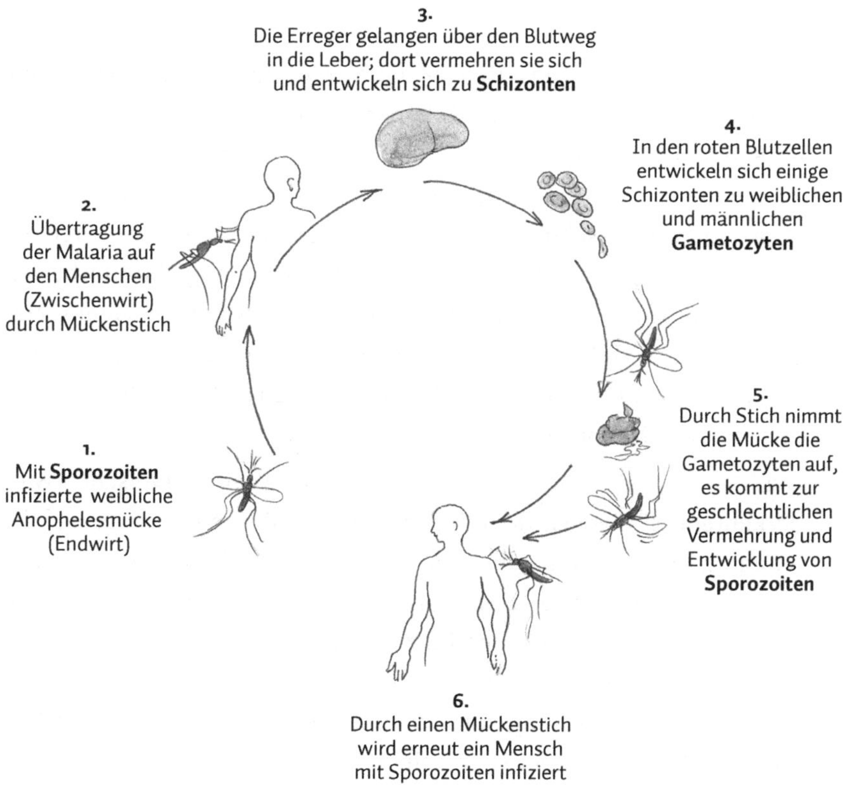

Abbildung 51: Lebenszyklus der Malariaplasmodien

Inkubationszeit: je nach Erreger 1–6 Wochen.

Krankheitsbild Malaria (Wechselfieber): Die Malariaplasmodien gelangen über den Mückenstich in den menschlichen Blutkreislauf und befallen zuerst die Leberzellen, wo sie sich ungeschlechtlich vermehren und zu sogenannten Merozoiten weiterentwickeln. Diese gelangen dann wiederum in zeitlichen Intervallen, die typisch für die verschiedenen Malariaerkrankungen sind, ins Blut und befallen die roten Blutkörperchen. Durch den Zerfall der Erythrozyten kommt es zu dem für die Malaria typischen Fieber (Wechselfieber).

Je nach Fieberintervall werden verschiedene Malariaerkrankungen unterschieden:

- Die **Malaria tropica** (bösartige Malaria) wird durch P. falciparum verursacht und zeigt nach einer Inkubationszeit von etwa einer Woche unregelmäßige Fieberschübe. Sie ist die gefährlichste Form. Es kommt zu einem massiven Zerfall der roten Blutkörperchen, zu Schüttelfrost, Kopf- und Gliederschmerzen und einer deutlichen Anämie. Durch die vermehrte Ausscheidung des frei gewordenen Hämoglobins färbt sich der Harn dunkel und es besteht die Gefahr eines Nierenversagens. Neben Blutungen treten auch unkontrollierbare intravasale Gerinnungen auf, welche zur Ausbildung von Mikrothromben im Gehirn führen können, was die Prognose deutlich verschlechtert.
- Die **Malaria tertiana (gutartige Malaria)** zeigt einen typischen wiederkehrenden Fieberverlauf. Nachdem P. ovale und P. vivax nur die jungen Erythrozyten befallen, ist der Verlauf milder und die Prognose wesentlich günstiger. Zwischen den mehrstündigen Fieberschüben mit Schüttelfrost, Leber- und Milzschwellung liegt jeweils ein fieberfreies Intervall von einem Tag. Fieber tritt also am ersten und wieder am dritten Krankheitstag auf, wodurch diese Verlaufsform ihren Namen erhielt. Sie zeigt nur selten einen letalen Ausgang.
- Die **Malaria quartana** zeigt fieberhafte Intervalle alle vier Tage. P. malariae befällt nur ältere Erythrozytenpopulationen, wodurch die Erkrankung einen milderen Verlauf nimmt. Sowohl die M. tertiana als auch die M. quartana sind zwar nicht so gefährlich wie die M. tropica, es können jedoch noch nach Jahren bis Jahrzehnten Rezidive auftreten, da die Plasmodien in der Leber schlummern.

Die Malaria ist in wärmeren Regionen der Erde für zahlreiche Todesfälle, insbesondere bei Kindern, verantwortlich.

Diagnose: lichtmikroskopischer Erregernachweis im sogenannten „dicken Tropfen", das ist ein großzügiger Bluttropfen, der auf dem Objektträger nur wenig ausgestrichen, getrocknet und mit Giemsa-Lösung gefärbt wird. Bei dieser Methode erwartet man sich ausreichend Erreger, die unter dem Mikroskop sichtbar werden. Der dünne Tropfen, ein Erregernachweis in zügig ausgestrichenem, ebenfalls mit Giemsa-Lösung gefärbtem Blut, ist ebenso möglich. Antigennachweis, PCR.

Prophylaxe:

- **Expositionsprophylaxe:** Mückenschutz durch lange, helle Kleidung, Repellents (Insektenschutzmittel), Mückengitter, Moskitonetze. Auch die Kleidung sollte mit Insektenschutzmitteln imprägniert werden.
- **Chemoprophylaxe:** Bei Reisen in Hochrisikogebiete beginnt man schon vor Reisebeginn mit der Einnahme von Antimalariamitteln und setzt diese nach Rückkehr noch einige Wochen fort. So kann zwar nicht die Infektion verhindert, aber die Symptomatik gelindert werden. Eine reisemedizinische Beratung ist unerlässlich.
- **Stand-by-Medikation:** Medikamente gegen Malaria werden mitgeführt und bei den ersten Symptomen, die einen Hinweis auf eine Infektion geben, eingenommen.

Therapie: Es steht eine Kombinationstherapie, abhängig vom Erregertyp, zur Verfügung (z. B. Chinin, Chloroquin, Primaquin).

In schweren Fällen intensivmedizinische Maßnahmen.

> Die Malaria spielt in Österreich nur als Reiseerkrankung eine Rolle. Wegen des Klimawandels könnten in den üblichen Verbreitungsgebieten aber bald höher liegende Regionen, die zurzeit noch malariafrei sind, betroffen werden.

18.2 Mehrzellige Parasiten

Zu den mehrzelligen Parasiten zählen zahlreiche Würmer und Egel, die den Menschen einerseits als Endwirt, andererseits als Zwischenwirt besiedeln und harmlose bis lebensbedrohliche Symptome hervorrufen können. Nicht alle Parasiten machen jedoch einen Wirtswechsel durch!

Unter Endwirt versteht man Lebewesen, die die Hauptform, in der Regel den geschlechtsreifen Parasiten, beherbergen. Um sein Überleben zu sichern, schädigt der Parasit den Haupt- oder Endwirt kaum. Die Begriffe Hauptwirt, Endwirt und auch schlicht Wirt werden synonym verwendet.

Im Zwischenwirt lebt die Larvenform des Parasiten, es kommt zu einer ungeschlechtlichen Vermehrung und häufig zu einer Schädigung des Zwischenwirts.

Als Zufallswirt gilt ein Organismus, der zufällig vom Parasiten befallen wurde, im Normalfall als Wirt aber keine Rolle spielt.

Ein Fehlwirt ist ebenfalls ein Zufallswirt, in dem die Weiterverbreitungskette gestoppt wird (etwa weil der Mensch nicht gefressen wird).

Das oben beschriebene Prinzip des Wirtswechsels gilt in der Regel auch für einzellige Parasiten.

Im **Endwirt** (Hauptwirt) entwickelt sich die Larve zum ausgereiften Parasiten. Es kommt zur geschlechtlichen Vermehrung, die befruchteten Eier werden ausgeschieden.

Im **Zwischenwirt** entwickeln sich die Larven, es läuft eine ungeschlechtliche Vermehrung ab.

18.2.1 Krätzmilbe (Skabies)

Krätzmilben sind gerade noch mit dem freien Auge als Pünktchen wahrnehmbare Spinnentiere, die in der Epidermis der menschlichen Haut leben.

Übertragung: Skabies (Krätze) findet man auf der ganzen Welt. Sie wird durch enge zwischenmenschliche Hautkontakte weitergegeben. Die Übertragung kann auch durch abgelöste Hautschuppen erfolgen. Besonders in sozialen Einrichtungen, wo viele Menschen zusammenkommen und sich auch näherkommen, tritt die Erkrankung gehäuft auf. Dazu zählen Kindergärten, Pflegeeinrichtungen und Altenheime, aber natürlich auch die Familie.

Inkubationszeit: Die Inkubationszeit beträgt mehrere Wochen, wenn die Erkrankung jedoch schon einmal durchgemacht wurde, treten wegen der vorangegangenen Sensibilisierung schon nach wenigen Tagen Ekzeme auf der Haut auf.

Krankheitsbilder:

- **Gewöhnliche Krätze (Skabies):** Überall am Körper, wo sich eine relativ dünne Haut und höhere Temperaturen finden, wie zwischen den Zehen und Fingern, im Bereich der Achseln und der Brust, am Bauch und am Gesäß, bilden die Milben Gänge von einigen Millimetern in der Epidermis, an deren Ende oft ein kleines Bläschen zu sehen ist. Dort kommt es zur Eiablage durch die weibliche Milbe. Neben diesen Milbengängen treten makulopapulöse Ekzeme und besonders nachts in der Bettwärme heftiger Juckreiz auf.
- **Scabies crustosa:** Bei immungeschwächten Menschen kann es zu einer explosionsartigen Vermehrung (mehrere Millionen) der Krätzmilbe kommen, die zu Krusten und Hautverdickungen führen können. Häufig kommt es auch zu einem Befall der behaarten Kopfhaut und des Gesichtes. Wegen der hohen Milbenanzahl ist diese Form extrem ansteckend.
- **Skabies der Säuglinge und Kleinkinder:** Die zarte Kinderhaut kann am ganzen Körper, so auch an den Fußsohlen, den Handflächen und der behaarten Kopfhaut, befallen sein. Es bilden sich Bläschen und Krusten, die Kinder reagieren nicht selten mit Trinkschwäche oder Appetitlosigkeit.

Diagnose: mikroskopischer Nachweis der Milbe oder deren Eier, indem man Hautpartikel durch das Andrücken und ruckartige Abziehen eines Klebestreifens oder durch Abschaben der obersten Hautschicht gewinnt.

Therapie: lokale Behandlung mit Antiscabiosa als Emulsion oder Creme (Permethrin Mittel der Wahl); wenn die lokale Behandlung nicht ausreichend oder möglich ist, steht Ivermectin zur oralen Therapie zur Verfügung.

Wäsche und Bettwäsche gründlich und regelmäßig waschen, eventuell Kontaktpersonen mitbehandeln.

Exkurs Hausstaubmilbe

Hausstaubmilben kommen überall dort vor, wo menschliche Hautschüppchen zu ihrer Ernährung zur Verfügung stehen, also vor allem in unseren Betten. Sowohl Bestandteile der Milbe selbst als auch deren Eier und Kot haben allergieauslösendes Potenzial, besonders wenn diese eingeatmet werden. Sie können zu allergischem Schnupfen (Rhinitis), Husten, ja sogar zu allergisch bedingtem Asthma bronchiale führen. Man sollte versuchen, durch spezielle Bettwäsche, Matratzenauflagen, Polster und Decken, die auch heiß gewaschen werden können, die Belastung durch diese Allergene zu reduzieren.

18.2.2 Saugwürmer

18.2.2.1 Bilharzien, Schistosomen (Pärchenegel)

Pärchenegel gehören zu den Saugwürmern (Trematoden) und haben ihren Namen aufgrund der Tatsache, dass sich das Männchen röhrenförmig um das längliche Weibchen schmiegt, erhalten. Bilharzien sind 1–2,5 cm lange Parasiten. Sie kommen häufig in Afrika, Asien und Lateinamerika im Süßwasser vor und befallen Menschen, die in kontaminierten Gewässern baden.

Übertragung: Die Eier der Egel werden über Harn oder Stuhl des Hauptwirtes (Mensch, Säugetiere) ausgeschieden und gelangen in Gewässer. Dort entwickeln sich Wimpernlarven, die zu ihrer Weiterentwicklung Süßwasserschnecken als Zwischenwirt benötigen. Die in der Schnecke entwickelten Larven gelangen wiederum ins Wasser, um sich durch die Haut von Badenden zu bohren und um so wiederum in den Wirtsorganismus zu gelangen.

Krankheitsbild Bilharziose: Die Larven von Schistosoma mansoni und japonicum gelangen nach Eindringen durch die Haut über den Blutstrom des Menschen in dessen Leber und Darm, wo sie sich zu geschlechtsreifen Egeln weiterentwickeln. Schistosoma haematobium wandern in das Venensystem der Harnblase, dort kommt es zu Schmerzen und Infektionen mit blutigem Harn. Die durch die Infiltrate veränderte Schleimhaut gilt als Präkanzerose. Bei Frauen kommt es häufig zu einer Mitbeteiligung der Geschlechtsorgane mit Verklebungen der Eileiter und nachfolgender Sterilität. Bei einem Darmbefall treten Durchfälle, Bauchschmerzen und Veränderungen der Darmschleimhaut auf. Bei Einschwemmen von Eiern in die Pfortader können Leberschwellung, eine Druckerhöhung im Pfortaderkreislauf, Leberzirrhose und Ösophagusvarizen die Folge sein.

Nachweis: mikroskopischer Nachweis von Eiern, die aus dem Harn oder dem Stuhl gewonnen werden, Antikörpernachweis.

Prophylaxe: Badeverbot für befallene Gewässer.

Therapie: Anthelmintika (Antiwurmmittel).

> In tropischen Gebieten sollte sowohl das Baden als auch das Trinken in/aus stehenden Gewässern vermieden werden.

18.2.3 Bandwürmer (Cestoden)

Für den Menschen sind vor allem der Rinderbandwurm, der Schweinebandwurm, der Fuchs- und der Hundebandwurm von Bedeutung. Alle Arten machen einen Wirtswechsel durch, wobei beim Schweine-/Rinderbandwurm der Mensch als Hauptwirt fungiert, beim Hunde-/Fuchsbandwurm ist der Mensch ein (ungewollter) Zwischenwirt, eigentlich ein Fehlwirt. Bei den Bandwürmern leben die geschlechtsreifen Würmer im Darm des Hauptwirts, die Larven in der Muskulatur oder in Organen des Zwischenwirts. Bandwürmer treten immer einzeln im Darm auf, sie sind Zwitter und produzieren zahlreiche Eier.

Hundebandwurm, Fuchsbandwurm (Echinokokken)

Diese beiden nur wenige Zentimeter langen Bandwurmarten leben im Darm von Füchsen oder Hunden. Bei Aufnahme von Bandwurmeiern durch den Menschen kommt es zur manchmal auch lebensbedrohlichen **Echinokokkose**.

Übertragung:

- Der **Hundebandwurm** kommt vor allem in Gegenden mit intensiver Schafzucht vor (Mittelmeerländer), da ein Kreislauf Hauptwirt – Zwischenwirt zwischen (Hirten-)Hund und Schaf besteht. Der Hund scheidet als Hauptwirt die Eier des in seinem Darm lebenden Wurmes aus, das Schaf frisst das mit Eiern verunreinigte Gras und entwickelt als Zwischenwirt die Larven (Echinokokken) in der Muskulatur, in der Leber und im Gehirn. Der Hund bekommt rohe Schlachtabfälle als Futter, die Echinokokken entwickeln sich in seinem Darm wieder zu Bandwürmern. Der Mensch kann sich durch direkten Kontakt mit Hunden oder durch mit Bandwurmeiern kontaminiertes Gemüse oder Früchte infizieren und erkrankt als Fehlwirt (Zwischenwirt) an zystischer Echinikokkose.
- Der **Fuchsbandwurm** lebt im Darm des Fuchses; seine Eier gelangen mit dem Stuhl auf Wildfrüchte (Schwarzbeeren), die von kleinen Nagern (Mäuse, Ratten) gefressen werden. In den Organen der Nagetiere entwickeln sich aus den Eiern wiederum die Larven (Echinokokken). Frisst der Fuchs die Maus, schließt sich der Kreislauf – in seinem Darm wachsen Bandwürmer heran. Der Mensch nimmt die Eier durch den Genuss ungewaschener Waldbeeren oder, in Siedlungen mit Fuchspopulationen, kontaminierten Gemüses auf und entwickelt als Fehlwirt die gefürchtete alveoläre Echinikokkose.

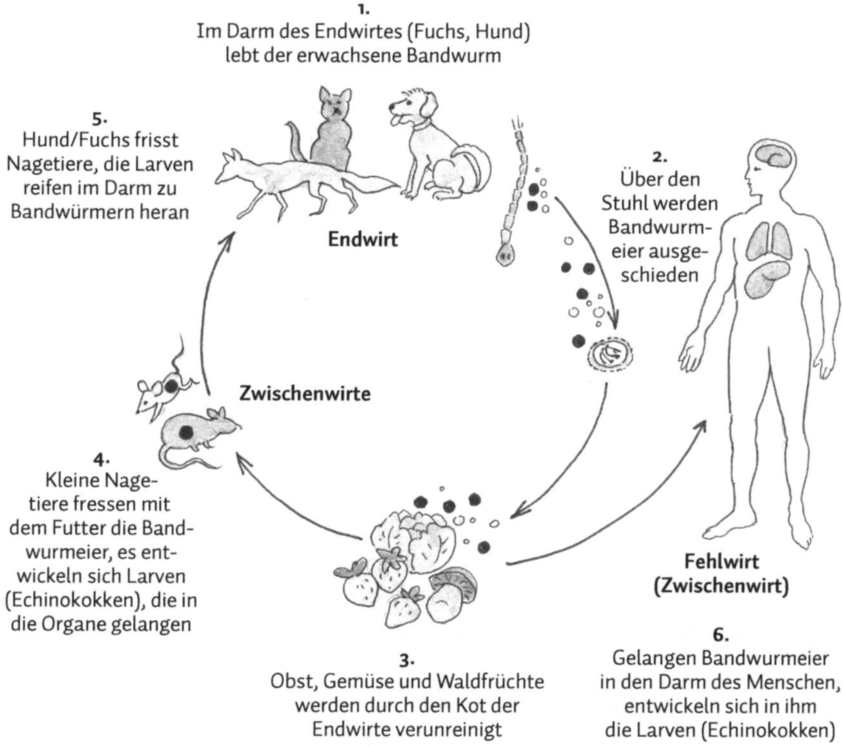

Abbildung 52: Wirtswechsel des Hunde-/Fuchsbandwurms

Der Hunde- und der Fuchsbandwurm können für den Menschen besonders gefährlich werden, da der Mensch als Fehlwirt (Zwischenwirt) fungiert und sich die Wurmlarven in zahlreichen Organen ansiedeln können.

Krankheitsbilder:

- **Zystische Echinokokkose:** Die Larven des Hundebandwurms gelangen auf dem Blutweg aus dem Darm des Menschen in verschiedene Organe, hauptsächlich in Leber und Lunge. Dort entwickeln sich abgekapselte, langsam wachsende Zysten, die häufig symptomlos bleiben, die aber auch Beschwerden und allergische Reaktionen auslösen können. Die zystische Echinokokkose zeigt im Allgemeinen einen gutartigeren Verlauf.

- **Alveoläre Echinokokkose:** Die Larven des Fuchsbandwurms zeigen ein anderes, wesentlich aggressiveres Verhalten, da sie sich nicht abkapseln, sondern ein infiltrativ-zerstörendes Wachstumsverhalten mit der Ausbildung von Pseudozysten, ähnlich einem malignen Tumor, zeigen. Die Pseudozysten können in den Lymph- und Blutkreislauf einbrechen und wie ein bösartiger Tumor Metastasen in entfernten Organen bilden. Ohne Therapie verläuft diese Erkrankung oft tödlich, auch mit Therapie ist die Prognose häufig ungünstig. Sie hängt wesentlich, wie auch beim Hundebandwurm, von der Lage der Echinokokken im menschlichen Körper ab.

Diagnose: bildgebende Verfahren (Röntgen, CT, MRT), Antikörpernachweis.

Prophylaxe: regelmäßiges Entwurmen von Hunden, Fleischbeschau, gründliches Waschen oder Abkochen von Beeren und Gemüse.

Therapie: Bei der zystischen Echinokokkose können bekannte Zysten regelmäßig kontrolliert werden. Besonders bei der alveolären Echinokokkose, wenn diese Vorgangsweise bei Diagnosestellung überhaupt noch möglich ist, aber auch bei der zystischen Form: operative Entfernung der Echinokokken.

Medikamentöse Behandlung mit Anthelminthika.

Rinderbandwurm, Schweinebandwurm (Tänien)

Der bis zu 10 Meter (!) lange Rinderbandwurm und der bis zu 5 Meter lange Schweinebandwurm leben im Darm des Menschen, der Mensch ist somit der Endwirt oder Hauptwirt. Der Mensch scheidet die mit Eiern gefüllten Bandwurmglieder aus, welche über das Futter in den Rinder- oder Schweinedarm gelangen und sich als Finnen (Larven) in die Muskulatur oder Organe der Tiere einnisten. Es kann aber auch vorkommen, dass der Mensch als „falscher" Zwischenwirt fungiert.

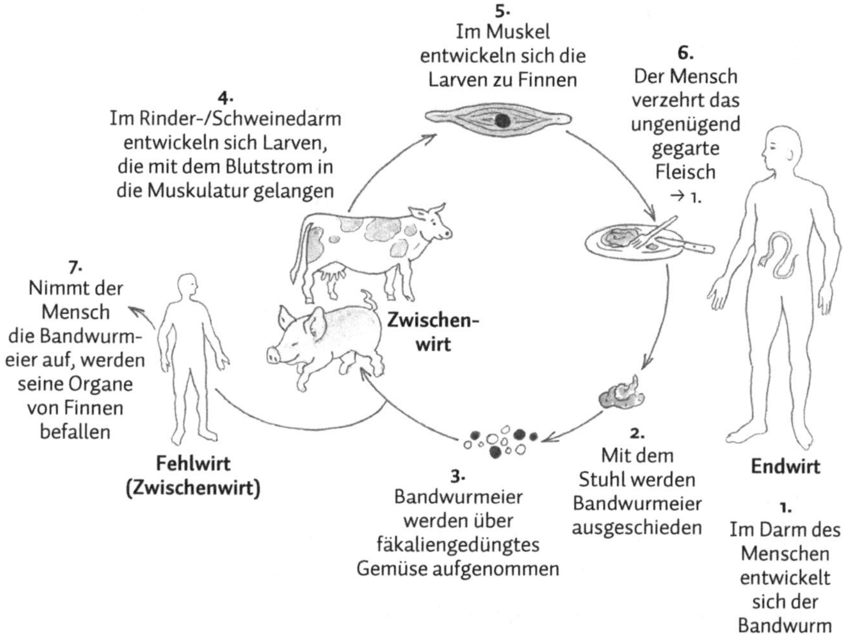

Abbildung 53: Wirtswechsel des Rinder-/Schweinebandwurms

Übertragung: Beide Bandwürmer werden durch mit Finnen belastetes rohes oder ungenügend gegartes Fleisch auf den Menschen übertragen.

Selten nimmt der Mensch durch mit Fäkalien gedüngtes Gemüse die Eier auf oder infiziert sich mit über den Stuhl ausgeschiedenen Eiern selbst und wird so zum Zwischenwirt.

Krankheitsbilder:

- **Täniose:** Bei diesem Krankheitsbild fungiert der Mensch als Hauptwirt. Durch den im Darm lebenden Parasiten (Bandwurm) kommt es beim Menschen zu Gewichtsverlust, zur Anämie, zu Unwohlsein und Schwäche.
- **Zystizerkose:** Tritt auf, wenn der Mensch als Zwischenwirt, in diesem Fall Fehlwirt, betroffen ist. Durch die Aufnahme der Eier und den Befall

mit Zysten der Muskulatur, des zentralen Nervensystems oder der Augen kommt es zu schweren Krankheitsbildern mit Muskelschmerzen, neurologischen Ausfällen, epileptischen Anfällen oder Sehstörungen (Zwischenwirt).

Nachweis: mikroskopischer Nachweis von Wurmeiern und Bandwurmgliedern im Stuhl.

Prophylaxe: Fleisch gut durchgaren, Fleischbeschau, keine Düngung von Viehweiden mit menschlichen Fäkalien!

Therapie: Anthelminthika.

Üblicherweise fungiert der Mensch als Endwirt des Schweine- und des Rinderbandwurmes, weshalb der erwachsene Wurm in seinem Darm lebt. Gefährlicher ist jedoch die Aufnahme von Bandwurmeiern über Gemüse, das mit menschlichen Fäkalien gedüngt wurde, da der Mensch dann als Zwischenwirt fungiert und die Larven zahlreiche Organe befallen können.

18.2.4 Rundwürmer (Nematoden)

Spulwürmer (Ascariden)

Spulwürmer machen keinen Wirtswechsel durch, sie betreffen immer nur eine Spezies. Man unterscheidet verschiedene Arten, die spezifisch den Menschen oder verschiedene Säugetiere (Hund, Katze) betreffen. Hier soll der menschenpathogene, bis zu 40 Zentimeter lange Spulwurm, Ascaris lumbricoides, besprochen werden.

Übertragung: Die Infektion erfolgt durch den Genuss von Beeren, Salat oder Blattgemüse, welche mit **menschlichen** Fäkalien gedüngt und somit mit Wurmeiern kontaminiert wurden.

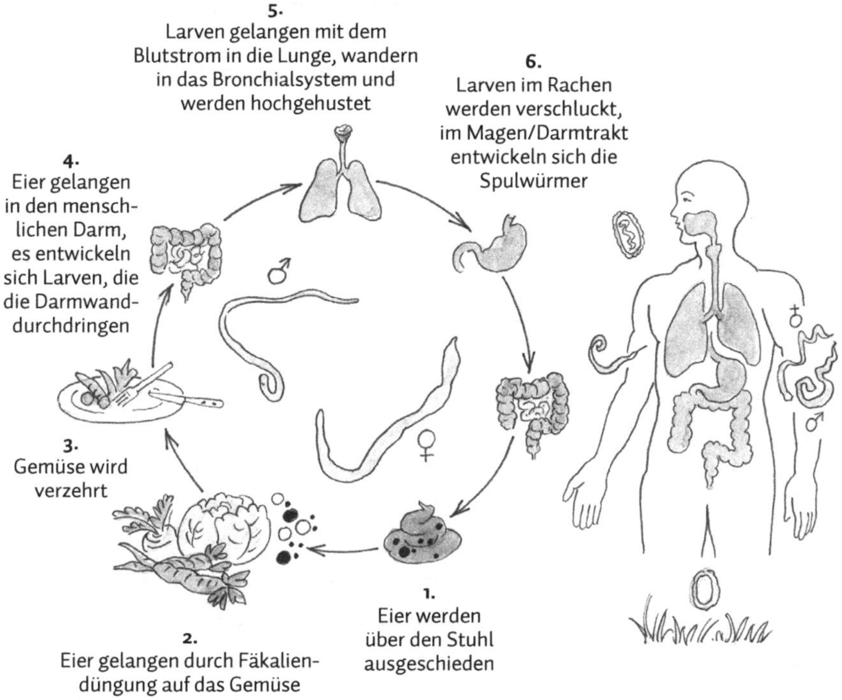

Abbildung 54: Entwicklungszyklus des Spulwurms

Krankheitsbild Askaridose: Gelangen die Eier in den Darm des Menschen, entwickeln sich Larven, die sich in die Darmschleimhaut bohren. Dort gelangen sie in regionale Blutgefäße und über den Pfortaderkreislauf in die Leber, von dort über die Vena cava inferior in die Lunge. In der Lunge können sie eine Reaktion ähnlich einer Lungenentzündung hervorrufen, der Befall kann aber auch symptomlos bleiben. In der Folge gelangen die Larven in das Bronchialsystem und über die Bronchien und die Trachea in den Rachen. Dort angekommen werden sie, häufig begleitet von einem Hustenreiz, erneut verschluckt. Sind sie dann endlich wieder im Dünndarm angekommen, entwickeln sich die geschlechtsreifen Würmer. Da die gut beweglichen Spulwürmer in der Regel nicht einzeln, sondern in großer Zahl auftreten, rufen sie Übelkeit, Erbrechen, Darmbeschwerden, Durchfall und nicht selten auch Darmverschlüsse hervor.

Nachweis: mikroskopischer Nachweis von Eiern im Stuhl.

Prophylaxe: rohe pflanzliche Lebensmittel gut waschen, keine Düngung mit menschlichen Fäkalien.

Therapie: Anthelminthika.

Der Befall mit Spulwürmern kann sehr zahlreich sein und so zu einem mechanischen Ileus (Darmverschluss) führen.

Trichinen

Ein Befall mit Trichinen ist in Mitteleuropa extrem selten, da kein trichinenhaltiges Fleisch, das als Infektionsquelle dienen könnte, in den Handel kommt.

Übertragung: Trichinen können durch den Genuss von zu wenig erhitztem Fleisch übertragen werden, denn erst ab einer Temperatur von etwa 70° C sterben diese ab. Infrage kommt vor allem durch Larven befallenes Fleisch von Haus- und Wildschweinen, von Pferden oder auch von Eisbären. Die Larven reifen nach Genuss trichinenlarvenhaltigen Fleisches in der Dünndarmschleimhaut zu geschlechtsreifen Würmern heran und das Weibchen scheidet wieder junge Larven ab, die durch die Dünndarmschleimhaut in den Blutkreislauf gelangen. Auf dem Blutweg werden sie in die quergestreifte Muskulatur verbracht, wo sie sich festsetzen, einrollen, abkapseln und später verkalken.

Inkubationszeit: 1–2 Wochen.

Krankheitsbild: Nur bei massivem Befall kommt es zu Schüttelfrost, Fieber, Durchfall und bei Einnistung in die Muskulatur zu Muskelschmerzen. Schwere Verläufe mit teilweise tödlichem Verlauf treten bei Befall des Herzmuskels, der Nieren und des zentralen Nervensystems auf.

Prophylaxe: gesetzliche vorgeschriebene Fleischbeschau; ausreichendes Erhitzen von Fleisch.

Therapie: je nach Schwere der Erkrankung Therapie mit Anthelminthika.

18.2.5 Madenwürmer (Oxyuren)

Auch dieser nur etwa einen Zentimeter kleine Wurm macht keinen Wirtswechsel durch und kommt auch in unseren Breiten häufig vor.

Übertragung: fäkal-oral; mit den Würmern Infizierte stecken sich häufig selbst durch Kratzen kontaminierter Fingernägel oder durch Schmierinfektion auch andere Familienmitglieder an.

Krankheitsbild: Die kleinen Würmer kommen oft äußerst zahlreich im Darm der Betroffenen vor und wandern besonders nachts in der Bettwärme Richtung Anus, wo sie ihre Eier ablegen. Durch den dadurch ausgelösten Juckreiz kommt es zur Verschmutzung der Finger und zur Weiterverbreitung der Parasiten. Üblicherweise verläuft die Erkrankung harmlos, sie kann in Ausnahmefällen zu einer Blinddarmentzündung oder zu einer Entzündung der weiblichen Geschlechtsorgane führen.

Nachweis: Die Würmer können bei starkem Befall auf frischem Stuhl sichtbar sein. Die Eier können mittels Klebestreifen von der Analregion abgenommen werden und mikroskopisch nachgewiesen werden.

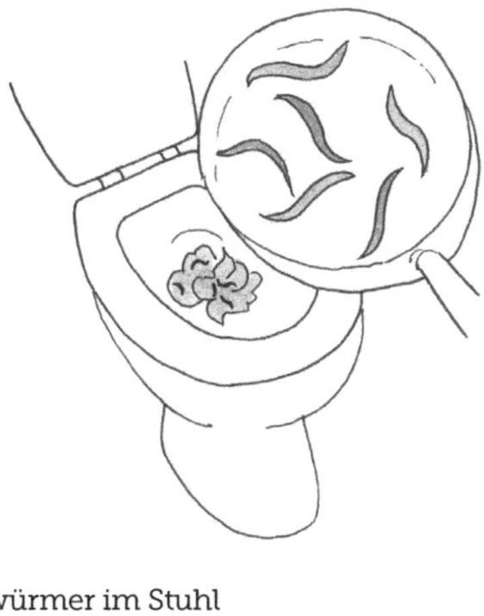

Abbildung 55: Madenwürmer im Stuhl

Prophylaxe: Händehygiene.

Therapie: Anthelminthika.

Der Befall mit Madenwürmern kann sehr einfach nachgewiesen werden, indem man am Morgen mit einem Klebestreifen, den man kurz auf die Haut neben dem After klebt, abgelegte Eier abnimmt.

Anhang: Übersicht über bakterielle und virale Erkrankungen

In den folgenden Tabellen werden die wichtigsten Bakterien häufigen Krankheitsbildern zugeordnet.

Tabelle 12: Infektiöse Magen- und Darmerkrankungen, hervorgerufen durch Bakterien und Parasiten

Bakterium	Häufige Erkrankungen
Campylobacter jejuni	Enteritis (Darmentzündung)
Clostridium botulinum	Lebensmittelvergiftung durch Botulinumtoxin
Clostridium difficile	Antibiotika-assoziierte Durchfallerkrankung
Entamoeba histolytica	Amöbenruhr
Escherichia coli (E. coli)	Enteritis, hämolytisch-urämisches Syndrom (EHEC)
Helicobacter pylori	Gastritis (Entzündung der Magenschleimhaut), Ulcus ventriculi et duodeni (Magengeschwür, Zwölffingerdarmgeschwür)
Listerien	Gastroenteritis
Salmonellen	Salmonellenenteritis Typhus, Paratyphus
Shigellen	bakterielle Ruhr
Staphylokokkus aureus	Lebensmittelvergiftung durch Enterotoxine
Vibrionen	Cholera
Yersinien	Enteritis, Enterokolitis (Dünndarmentzündung, Dickdarmentzündung)

Tabelle 13: Infektiöse Magen- und Darmerkrankungen, hervorgerufen durch Viren

Virus	Häufige Erkrankungen
Adenovirus	Säuglingsenteritis
Enteroviren	Virusausscheidung über Stuhl
Hepatitis-A-Virus (HAV)	Enteritis
Norovirus	häufigste Form der akuten Gastroenteritis
Rotavirus	Gastroenteritis (Magen-Darm-Entzündung)

Tabelle 14: Infektiöse Erkrankungen der Leber – Infektiöse Hepatitis

Viren	Bakterien	Parasiten
Hepatitisviren (HVA, HVB, HVC, HVE, HVD)	Brucellen	Echinokokkus
Epstein-Barr-Virus (EBV)	Leptospiren	Entamoeba histolytica
Cytomegalievirus (CMV)	Listerien	Plasmodien
		Schistosomen

Tabelle 15: Infektiöse Erkrankungen der Atemwege und der Lunge, hervorgerufen durch Bakterien

Bakterium	Häufige Erkrankungen
Bordetella pertussis	Keuchhusten
Corynebacterium diphtheriae	Diphtherie (echter Krupp)
Chlamydien	Ornithose, Psittakose (Pneumonien)
Haemophylus influenzae	akute Epiglottitis (Kehldeckelentzündung), Pneumonie (Lungenentzündung)
Legionellen	Pneumonie
Mykobakterium tuberculosis	Tuberkulose
Staphylokokkus aureus	Sinusitis (Nebenhöhlenentzündung)
Streptokokkus pneumoniae (Pneumokokken)	Pneumonie, Sinusitis
Streptokokkus pyogenes	Angina, Scharlach, Sinusitis

Tabelle 16: Infektiöse Erkrankungen der Atemwege und der Lunge, hervorgerufen durch Viren

Virus	Häufige Erkrankungen
Adenoviren	Pneumonie
Coronaviren SARS-Coronavirus	Schnupfen, schweres akutes respiratorisches Syndrom (SARS)
Coxsackieviren	Bronchitis
Ebstein-Barr-Virus (EBV)	Tonsillitis (Mandelentzündung)
ECHO-Viren	Bronchitis
Influenzavirus	echte Grippe
Parainfluenzaviren	Bronchitis, Pneumonie
Respiratory Synzytial Virus (RSV)	Bronchitis, Pneumonie, Bronchiolitis
Rhinoviren	Schnupfen

Tabelle 17: Erkrankungen mit Exanthem (Hautausschlag) – „Kinderkrankheiten"

Erreger	Krankheit
Humanes Herpes-Virus 6 + 7 (HHV6 + 7)	Exanthema subitum (Dreitagesfieber)
Masernvirus	Masern (Morbilli)
Parvovirus B19	Erythema infectiosum (Ringelröteln)
Rubellavirus	Röteln
Streptokokkus pyogenes	Scharlach

Tabelle 18: Infektionskrankheiten mit Effloreszenzen der Haut und der Schleimhäute

Erreger	Krankheit
Coxsackie-A-Virus	Herpangina
Herpes-simplex-Virus Typ 1 (HSV1)	Stomatitis aphthosa, Fieberblasen, Keratokonjunktivitis (Bindehaut- und Hornhautentzündung)
Herpes-simplex-Virus Typ 2 (HSV2)	Herpes genitalis
Humane Papillomaviren Typ 1–4	Hautwarzen (Verruca vulgaris)
Humane Papillomaviren Typ 6, 11	Feigwarzen (Condylomata acuminata)
Varizella-Zoster-Virus (VZV)	Windpocken, Herpes Zoster (Gürtelrose)
Variolavirus	Pocken

Tabelle 19: Sexuell übertragbare Erkrankungen – Sexually Transmitted Diseases (STDs)

Erreger	Krankheit
Chlamydien	Lymphogranuloma venerum
Gonokokken	Gonorrhoe (Tripper)
Haemophillus ducreyi	Ulcus molle (weicher Schanker)
Hepatitis-B-Virus	Hepatitis B
Herpes-simplex-Virus Typ 2 (HHV2)	Herpes genitalis
HIV	AIDS
Humane-Papillomaviren 6, 11	Feigwarzen (Condylomata acuminata)
Treponema pallidum	Syphillis (Lues)
Trichomonas vaginalis	Trichomoniasis

Tabelle 20: Konnatal und perinatal erworbene Erkrankungen

Erreger	Erkrankungen beim Kind
Chlamydien	Neugeborenenkonjunktivitis
Gonokokken (Tripper)	Neugeborenenkonjunktivitis
Hepatitis B	angeborene Virushepatitis
Herpes simplex	Herpes neonatorum
HIV	angeborene HIV-Infektion
Listerien	Fruchttod, Neugeborenenlisteriose
Parvovirus B19 (Ringelröteln)	Fruchttod
Rubellavirus (Röteln)	Rötelnembryopathie
Treponema pallidum (Lues)	angeborene Lues
Toxoplasmen	Abort, angeborene Toxoplasmose
Varizella-Zoster-Virus (VZV)	kongenitales Varizellensyndrom mit Skelettmissbildungen, neonatale Varizellen
Zytomegalievirus	Fruchttod, Schäden am ZNS

Tabelle 21: Zoonosen – Von Tieren auf den Menschen übertragene Erkrankungen

Erreger	Krankheit
Borrelien	Borreliose
Chlamydophila psittaci	Ornithose
FSME-Virus	Frühsommermeningoenzephalitis
Gelbfiebervirus	Gelbfieber
Hantavirus	–
Yersinia pestis	Pest

Tabelle 22: Erkrankungen durch Parasiten

Parasit	Krankheit
Ascaris lumbricoides	Spulwurmbefall
Echinokokkus granulosus (Hundebandwurm)	zystische Echinokokkose
Echinokokkus multilocularis (Fuchsbandwurm)	alveoläre Echinokokkose
Enterobius vermicularis	Oxyuren-(Madenwurm-)Befall
Pediculus humanis capitis	Kopflausbefall
Phtirus pubis	Filzlausbefall
Plasmodien	Malaria
Pneumocystis jiroveci (carinii)	atypische Pneumonie
Schistosomen (Bilharzien)	Bilharziose
Taenia saginata	Rinderbandwandwurmbefall
Taenia solium	Schweinebandwurmbefall
Toxoplasma gondii	Toxoplasmose

Literaturverzeichnis

Aktories, Klaus/Förstermann, Ulrich/Hofmann, Franz Bernhard/Starke, Klaus (2009): Repetitorium Allgemeine und spezielle Pharmakologie und Toxikologie. 2. Auflage. Urban & Fischer.

Alberts, Bruce/Bray, Dennis/Hopkin, Karen/Johnson, Alexander/Lewis, Julian/Raff, Martin/Roberts, Keith/Walter, Peter (2004): Lehrbuch der Molekularen Zellbiologie, 3. Auflage. Wiley – VCH.

Bankl, Hans (2004): Hygiene und Infektionslehre. 6. Auflage. Facultas.

Collinge, John et al. (o. J.): Lancet. Bd. 367, S. 2.068. Online: http://www.wissenschaft.de/home/-/journal_content/56/12054/1025216/.

Groß, Uwe (2009): Kurzlehrbuch Medizinische Mikrobiologie und Infektiologie. 2. Auflage. Thieme.

Handl, Gerald (2012): Angewandte Hygiene, Infektionslehre und Mikrobiologie. Facultas.

Herold, Gerd et al. (2014): Innere Medizin. Eigenverlag.

Holtmann, Henrik/Bobkowski, Monika (2008): Medizinische Mikrobiologie, Virologie und Hygiene Basics. Urban & Fischer.

Horn, Florian/Moc, Isabelle/Schneider, Nadine/Grillhösl, Christian/Berghold, Silke/Lindenmeier, Gerd (2005): Biochemie des Menschen. 3. Auflage. Thieme.

Renz-Polster, Herbert/Krautzig, Steffen (2008): Basislehrbuch Innere Medizin. 4. Auflage. Urban & Fischer.

Schmetzer, Oliver (2009): Immunologie Basics. Urban & Fischer.

Voitl, Jasmin/Rosenov, Alexander (2008): Krankheit – Manifestation und Wahrnehmung, allgemeine Arzneimitteltherapie. Maudrich.

WHO, Regionalbüro für Europa (2011): Bericht vom 25.08.2011. Online: http://www.euro.who.int/de/media-centre.

World Health Organisation: Global Tuberculosis Control 2012 WHO/HTM/TB/2012.6. Online: http://www.who.int.

Internetquellen

Ärzteblatt: *http://www.aerzteblatt.de*

Ärzteblatt: USA: Tollwuttod mehr als ein Jahr nach Transplantation. *http://www.aerzteblatt.de/nachrichten/53772/USA-Tollwuttod-mehr-als-ein-Jahr-nach-Transplantation*

Ages: Tollwut. *https://www.ages.at/mensch/krankheit/krankheitserreger-von-a-bis-z/tollwut*

DAHW: Lepra. Zahlen – Daten – Fakten. *http://www.dahw.de/themenseiten/welt-lepra-tag3/lepra-zahlen-daten-fakten*

Deutsches Grünes Kreuz: Hintergrundwissen: Die verschiedenen Impfstofftypen. *https://dgk.de/fachleute/dgk-fachnewsletter/warten-auf-den-impfstoff/hintergrundwissen-die-verschiedenen-impfstoff-typen.htm*

Doccheck: *https://flexikon.doccheck.com/de/DocCheck*

Infektionsschutz Gesundheitsportal: *http://www.infektionsschutz.gesundheitsdienstportal.de/gefahr/03_06.htm*

Robert-Koch-Institut: *http://www.rki.de*

Robert-Koch-Institut: Steckbriefe. *http://www.rki.de/DE/Content/InfAZ/Steckbriefe/Steckbriefe_120606.pdf?__blob=publicationFile*

Robert-Koch-Institut: Welche Abstände sind zwischen Impfungen einzuhalten? (Stand 25.06.2020) *https://www.rki.de/SharedDocs/FAQ/Impfen/AllgFr_Impfschema/FAQ04.html*

WHO: Polio aus der Europäischen Region verdrängt. *http://www.euro.who.int/de/media-centre/sections/press-releases/2011/08/polio-kicked-out-of-europe-european-region-to-retain-polio-free-status,-but-constant-vigilance-is-needed*

Abbildungsverzeichnis

Tabellenverzeichnis